모든 병은 몸속 정전기가 원인이다

모든 병은
몸속 정전기가
원인이다

호리 야스노리 **지음** | 김서연 **옮김**

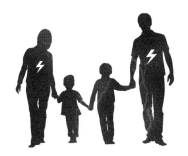

전나무숲

체내에 쌓인 정전기가 몸과 뇌를 망가뜨린다

푹푹 찌는 한여름, 갑작스레 하늘이 시커메지더니 굵은 빗방울이 떨어진다. 그리고 번쩍! 번개가 쳤다 싶은 순간 우르릉 쾅쾅 하는 천둥소리가 요란하게 울린다. 그러면 세상의 모든 생명체는 크든 작든 위협을 느낀다. 실제로 낙뢰에 맞아 목숨을 잃는 사람만 한 해에 여럿이고, 그보다 작은 생명체들은 더 많은 수가 낙뢰로 목숨을 잃는다.

벼락의 전압은 작게는 1억 볼트, 크게는 10억 볼트나 된다. 이런 고압에 직격당하고도 멀쩡할 사람이 누가 있을까?

벼락의 정체를 아는가? 대부분의 전설에서 벼락은 도깨비 얼굴에 머리에는 뿔이 나 있고, 허리에 호랑이 가죽을 두르고서 큰 북을 둥둥 울리는 모습으로 묘사된다. 하지만 이것은 화가가 그린 뇌신의 상상 속 이미지일 뿐이다.

하늘에서 뇌신이 날뛴다고 하면 참으로 신기하게 들리는데, 생각보다 우리와 훨씬 밀접한 존재가 벼락이다. 벼락은 정전기이기 때문이다. 겨울의 어느 맑은 날에 문의 손잡이나 차 문을 잡으려는 순간 빠직 하며 번쩍이는 바로 그 정전기 말이다. 거대한 정전기가 구름 속에서 생긴 것,

그것이 벼락인 것이다.

나는 이 책을 통해 우리 몸속은 물론 뇌 속에서 항상 정전기가 발생하며, 그 정전기가 쌓이면 몸속에서 벼락이 치고 그 결과 다양한 질병이 발생한다는 이야기를 하고자 한다. 몸속에서 낙뢰가 떨어지면 어떤 일이 벌어질지 상상해본 적이 있는가? 세포를 직격해서 유전자가 손상되면 암에 걸릴 위험이 증가하고, 뇌에서 낙뢰가 쳐서 뇌신경세포를 직격하면 신경 전달이 끊기면서 알츠하이머병이나 우울증이 생길 가능성도 충분하다.

몸속에 쌓인 정전기는 '체내 정전기'이다. 이는 내가 붙인 이름이다. 정전기는 매일 시시각각 체내에서 발생한다. 체내 정전기가 다양한 질병의 원인이라는 것이 이 책의 주된 내용이며, 체내 정전기가 질병의 원인이라면 정전기만 제거하면 다 해결되지 않겠느냐 하는 것이 그 뒤를 잇는 내용이다. 간단하게 체내 정전기를 제거해서 건강해지는 방법도 소개하고, 몸속에 쌓인 정전기를 빼서 병이 호전된 사례도 함께 보여줄 것이다.

체내 정전기를 책의 형태로 소개하게 된 계기는 고교 동창인 K가 보낸 이메일이었다.

'일전에 자네가 말한 체내 정전기에 관해서 더 알고 싶은데, 가르쳐 주겠나?'

그의 이메일을 받기 며칠 전에 고향인 미에 현(三重県)에서 5년 만에 동창회가 열렸었다. 나는 그 곳에서 K와 오랜 만에 재회해 이러저런 얘기를 나눴다. 그가 평소 건강법에 관심이 많아 전문가 뺨치게 건강에 대해 공부해왔다는 말에 몇 가지 건강 정보를 알려주었는데, 체내 정전기에 대해 이야기하자 그는 눈을 동그랗게 뜨고는 말했다.

"그런 얘기는 처음 들어."

그의 반응은 당연한 것이었다. 정전기는 누구나 알고 있지만 그래봤자 체표면의 정전기만 알고 있을 뿐, 우리 몸속에서 정전기가 발생하고 그것이 쌓여서 건강에 해를 끼친다고 주장하는 사람은 아마 나 말고는 없을 것이기 때문이다. 물론 이런 내용이 책이나 잡지에 소개된 적도 없다.

"그건 자네가 멋대로 만들어낸 주장 아닌가?"

이 역시 당연한 의문이었다. 나는 체내 정전기에 대한 논리를 차근히 설명해주었다.

"물론 몸속의 정전기를 측정하는 일은 불가능해. 그렇지만 몸속에서도 당연히 정전기가 발생할 테고, 그 정전기가 쌓이리란 점 또한 논리적으로는 당연한 귀결이야. 쌓인 정전기가 해를 끼친다는 점 역시 조금만 생각해보면 당연한 일이고. 실제로 내 병원에는 난치병 환자가 많이 찾아오는데, 몸속에 쌓인 정전기를 빼내면 거짓말처럼 상태가 호전되는 사람이 많아. 맨발로 걸으면 건강에 좋다는 이유 역시 정전기를 접지[1]시키기 때문이라고 생각해."

하지만 그는 선뜻 납득이 안 간다는 표정을 지었다.

동창회에서는 이 정도만 알려줬는데, 건강에 관심이 많은 친구이다 보니 도쿄에 돌아가서도 체내 정전기에 대해 이것저것 조사해보았던 것 같다. 하지만 자세한 내용을 파악할 수 없자 내게 이메일을 보낸 것이다.

그 전에도 체내 정전기에 대해 사람들 앞에서 얘기했었다. 하지만 대부분 믿지 못하겠다는 반응을 끝으로 더 이상 흥미를 보이지 않았기에 '가르쳐달라'는 K의 이메일을 받고 얼마나 기뻤는지 모른다. 그래서 나는 이메일로 최대한 친절하게 설명을 했고, 전화로도 강의를 해줬다. 하지만 체내 정전기를 이해시키는 것은 만만찮은 작업임이 차츰 드러났다.

참으로 막막했던 것은 그가 정전기에 대한 기본 지식조차 없다는 점이었다. '에너지 보존의 법칙'쯤은 알고 있으려니 단정 짓고서 혼자 떠들어댔는데, 그조차 알지 못하는 모습에 설명하는 나도 답답해졌다. "뭐야 자네, 이런 것도 모르나?" 하는 말이 자연스레 튀어나왔다. 성질 급한 나는 결국 전화기에 대고 소리쳤다.

"자네 공대 출신 아녔어? 너 같은 놈은 더 이상 상대 못 하겠다. 내 시간이 아깝다!"

그러자 그가 대꾸했다.

---

1) 접지 : 전기 회로를 동선(銅線) 따위의 도체로 땅과 연결하는 것. '어스(earth)'라고도 한다.

"내 수준이 낮은 게 아냐. 대부분의 사람들이 그걸 모른다구. 이보게, 좋은 이야기를 하는데 너무 어려워서 아무도 알아듣지 못하면 무슨 소용인가? 그걸로 박사 학위를 딸 거라면 상관없지만, 보통 사람들에게 널리 알리고자 하는 거라면 알아듣지도 못하는 주장은 무용지물이나 다름없어. 나쁜 소리 안 할 테니, 성질 좀 가라앉히고 내가 알아들을 수 있게 잘 좀 설명해봐. 그러면 세상 사람 중 반 이상은 알아들을걸. 그래야 체내 정전기에 대한 이야기가 널리 알려져서 도움받는 사람도 많이 나올 거 아냐?"

잘 알아듣지도 못하면서 설교를 하는 것 같아 불쾌했지만, 평정심을 되찾고 생각해보니 그의 말이 옳다는 생각이 들었다.

"좋아, 알았어. 자네가 알아들을 수 있게 내가 설명하지. 모르는 부분이 있으면 무엇이든 물어봐."

이렇게 해서 K에게 체내 정전기에 대해 강의를 하기 시작했고, 그 내용이 책으로 나오게 되었다.

지금까지 셀 수 없을 정도로 많은 수의 환자들과 만나왔다. 어떤 병이건 힘들긴 매한가지라 환자들을 보는 마음은 편치 않다. 병에 걸린 환자 본인은 물론이고 가족들도 고생이 많다.

질병을 바라보는 관점은 다양하지만, 병은 안 걸리는 것이 제일 좋다. 병들고 나서 치료에 돈과 에너지를 쏟아붓느니 예방에 힘쓸 필요가 있다. 하지만 대부분의 사람들은 귀찮은 일은 하지 않으려 한다. 아무래도 건강할 때는 제멋대로 살다가, 병에 걸리면 그제야 허둥지둥 술담배를 끊는다는 둥 식사를 바꾼다는 둥 운동을 한다는 둥 건강법을 실천한다는 둥 부산떠는 사람들이 대부분이다. 나 역시 예외가 아니다.

귀찮은 걸 싫어하는 사람도 힘들이지 않고 계속 할 수 있고 효과까지 좋은 건강법이 있다면 최고가 아닐까? 그런 발상 끝에 떠오른 개념이 '체내 정전기'이다. 질병의 원인은 체내 정전기가 다는 아니다. 스트레스, 식생활, 운동 부족, 골격의 이상, 환경오염 등 질병의 원인을 하나하나 들자면 끝이 없다. 불씨, 산소, 발화물질, 열이라는 조건을 모두 갖춰야 불이 나듯 여러 가지 요소가 복합적으로 얽혀서 병에 걸린다.

이 원인들을 전부 없애는 것은 불가능하지만 그중에서 하나만이라도 제거한다면 병의 발증을 막을 수 있을지도 모른다. 그 하나가 바로 체내 정전기이며, 아주 작은 노력만으로도 몸에서 빼낼 수 있다. 한 번 해보지 않겠는가? 나는 지금 여러분 인생에 아주 중요한 제안을 한 것이다.

최근 우울증과 알츠하이머병 등이 증가하는 현상에 체내 정전기가 관련돼 있다고 생각하는 사람은 나뿐일까? 만약 체내 정전기가 유전자(DNA)를 손상시킨다면 암이 발생할 가능성도 부정할 수 없다고 생각한다.

나는 이 책을 통해 경종을 울리고자 한다. 경제 성장을 이루면서 신발이 일상화되었고, 그 탓에 체내 정전기를 빼낼 기회가 갈수록 사라져가는 상황 속에서 그 폐해인 질병은 조금씩 증가하고 있다.

이 책이 여러분의 생활을 건강하고 행복하게 만드는 데 조금이나마 도움을 줄 수 있다면 저자로서 최고의 기쁨이겠다.

호리 야스노리

Chapter 02
체내 정전기가 질병을 일으키는 원리

몸속에서 내리치는 벼락이
신경세포를 파괴한다

Chapter 03

몸속 정전기를 빼는
7가지 생활수칙

Chapter 04

Chapter 05

행복한 죽음을 맞이할 건강한 인생을 위하여

뭐라고?
몸속에서도 정전기가
일어난다고?!

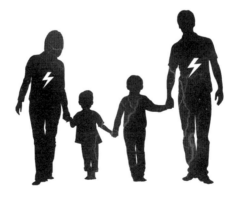

마찰이 있는 곳에는
반드시 정전기가 발생한다

⚡

어떤 분야든 마찬가지겠지만, 전문가란 사람들은 알기 쉽게 설명하는 데 서툰 법이다. 자기는 뻔히 다 아는 내용들이다 보니 아무런 예고 없이 전문용어가 불쑥불쑥 튀어나오기 때문이다. 그래서 나는 체내 정전기에 대해 관심을 가진 고교 동창 K에게 부탁했다.

"체내 정전기에 대해 이해가 안 되는 부분이 있다면 어딘지 알려주게."

그러자 K가 이렇게 대답했다.

"이해 안 되는 부분 말인가? 있지! 어딘가 하면, 몸속에서 정전기가 발생한다는 부분이야. 전혀 상상이 안 돼. 몸속에서 정전기가 왜, 어떻게 생기는데?"

　이것은 체내 정전기 이론에서 기초 중의 기초다. 지금까지 체내 정전기에 대해서 아무리 설명해도 모두들 멍하니 아무 반응이 없었던 까닭이 이 부분을 이해하지 못했기 때문이었나 보다. 겨울의 어느 맑은 날 차에 타려는 순간, 혹은 문 손잡이를 잡으려 할 때 빠직 하는 현상만을 정전기라고 여긴다면 아직 정전기의 진면목을 모르는 것이다. 이러한 현상은 보통 체표면에 쌓인 정전기가 한꺼번에 방전될 때 찌릿하는 충격과 함께 온다.

정전기는 어떻게 생기나?

　지구상의 모든 물질은 원자라는 입자를 가지고 있다. 원자는 음전하(-)를 띠는 전자, 양전하(+)를 띠는 양성자, 전하를 띠지 않는 중성자로 구성된다. 양성자와 중성자는 원자핵을 구성하기 때문에 외부의 자극이 있어도 이동하지 않지만, 전자는 마찰 등의 힘이 가해지면 다른 쪽 물질로 이동을 한다. 원자는 원래 전자와 양성자의 수를 같게 유지함으로써 전기적으로 중성을 띠는데, 마찰과 같은 외부에서의 힘이 가해지면 전자가 다른 물질로 이동하고 그로 인해 전자의 수가 늘어난 물체는 음전하를 띠게 된다. 이처럼 물체가 전하를 띠게 되는 것이 대전(electrification, 帶電)이며, 이러한 현상을 정전기라고 한다[그림 1, 그림 2 참고].

정전기는 둘 이상의 절연체가 마찰할 때 발생한다. 체내에서는 주로 적혈구와 혈관 혹은 적혈구끼리의 마찰 때문에 발생한다. 마찰로 생겨난 양성 혹은 음성 전하는 마찰한 두 물체의 조합이 무엇이냐에 따라 결정된다.

표 1을 보자. 마찰이 일어났을 때 양전하를 발생시키는 물질을 위쪽

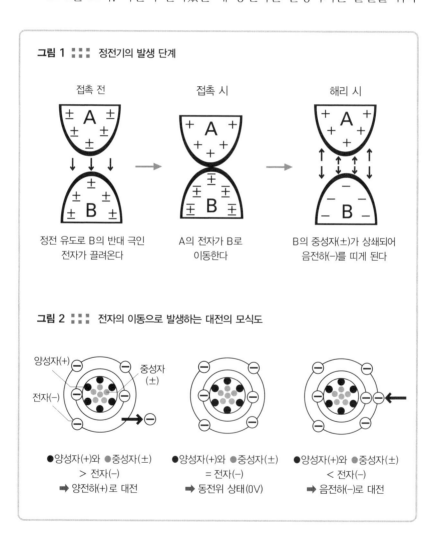

그림 1 ::: 정전기의 발생 단계

접촉 전

A / B

정전 유도로 B의 반대 극인
전자가 끌려온다

접촉 시

A / B

A의 전자가 B로
이동한다

해리 시

A / B

B의 중성자(±)가 상쇄되어
음전하(−)를 띠게 된다

그림 2 ::: 전자의 이동으로 발생하는 대전의 모식도

양성자(+)
중성자(±)
전자(−)

● 양성자(+)와 ● 중성자(±)
> 전자(−)
➡ 양전하(+)로 대전

● 양성자(+)와 ● 중성자(±)
= 전자(−)
➡ 동전위 상태(0V)

● 양성자(+)와 ● 중성자(±)
< 전자(−)
➡ 음전하(−)로 대전

표 1 ::::: 대전열 (대전 서열표)

양전하(+)로 대전	초산셀룰로오스 2) 테플론 3) 염화비닐 4) 셀로판 5) 셀룰로이드 6) 카네칼론 7) 폴리에틸렌 카바이드 8) 벨론 9) 다이넬 10) 데이크론 11) 사란 12) 올론 13) 스타이렌수지 14) 비닐론 15) 백금 흑고무 황산 은 황동 니켈 구리 철 마(麻) 경질고무 16)
음전하(−)로 대전	종이 크롬 카드뮴 아연 알루미늄 아크릴 아세테이트 카세인 사람의 피부 비단 면 납 레이온 양모 나일론 운모(雲母) 인모(人毛) 유리 공기 석면

2) 초산셀룰로오스(cellulose acetate) : 셀룰로오스 분자 속의 하이드록시기를 아세틸화한 초산에스터. 아세테이트 섬유를 만들거나 불연성 필름, 플라스틱, 전기 절연체 따위를 만드는 데 쓰인다.

3) 테플론(Teflon) : 폴리테트라플루오로에틸렌의 상품명. 마찰 계수가 매우 작고, 내압 강도가 높은 재료로, 금속판면 등에 붙여서 롤러 베어링 등에 사용하며, 안전성이 우수하므로 실험장치 등에도 이용된다.

4) 염화비닐(鹽化vinyl) : 아세틸렌에 염화수소를 접촉해 만드는 유기 화합물

5) 셀로판(cellophane) : 비스코스와 재생 셀룰로오스를 이용해 만든 얇은 막성의 물질

6) 셀룰로이드(celluloid) : 나이트로셀룰로스에 장뇌와 알코올을 섞어서 만든 반투명한 합성수지

7) 카네칼론(Kanekalon) : 아크릴로니트릴과 염화비닐의 공중합에 의해 일본에서 만들어진 합성섬유의 상표명. 일반명으로는 아크릴계 섬유라고 하며, 아크릴로니트릴 40~50%를 혼용한 것을 가리킨다.

8) 카바이드(carbide) : 물과 반응하면 아세틸렌가스를 발생시키는 물질. 탄화칼슘의 상품명

9) 벨론(Velon) : 염화비닐리덴을 주성분으로 한 염화비닐을 공중합(共重合)시킨 합성섬유의 상표명

10) 다이넬(Dynel) : 미국의 유니언카바이드사가 1949년에 개발한 합성섬유의 단섬유(短纖維) 이름

11) 데이크론(Dacron) : 양털과 비슷한 폴리에스테르계 합성섬유의 하나로, 미국의 상표명

12) 사란(Saran) : 염화비닐의 중합으로 만들어진 비닐수지로, 화학섬유의 하나

13) 올론(Orlon) : 미국 뒤퐁사에서 처음으로 만든 아크릴 합성섬유의 상표명

14) 스타이렌수지(styrene樹脂 , polystyrene) : 스타이렌을 중합해 만드는 무색투명한 합성수지

15) 비닐론(vinylon) : 폴리비닐 알코올계 합성 섬유의 상품명

16) 경질고무(ebonite) : 신축성이 적고 단단한 고무로, 주로 전기 절연체에 쓴다.

에, 음전하를 발생시키는 물질은 아래쪽에 오도록 배치했다. 예를 들어 위에서 4번째에 있는 셀로판과 7번째의 폴리에틸렌을 서로 문지르면 셀로판은 양전하로, 폴리에틸렌은 음전하로 대전된다. 또 폴리에틸렌에 경질고무를 마찰시키면 폴리에틸렌은 양전하로, 경질고무는 음전하로 대전된다. 이 같은 배열을 대전열이라고 한다. 대전, 즉 어떤 물체의 전기성이 양성인지 음성인지는 마찰하는 물질에 따라 결정되며, 물질 사이의 전위차는 대전열에서 멀리 떨어져 있을수록 커진다.

표 1에 따르면, 가장 큰 정전기를 일으키는 조합은 초산셀룰로오스와 석면이다. 또 사람의 피부는 공기와 마찰이 일어났을 경우 양성으로 대전됨을 알 수 있다.

마찰이 일어나면 그 곳이 어디든, 전하량이 크든 작든 정전기는 반드시 발생한다. 초등학생 때 책받침(플라스틱)으로 머리를 문질렀다가 떼면 머리카락이 딸려 올라가는 것을 봤을 것이다. 이 때 책받침은 양전하로 대전되고 머리카락은 음전하로 대전된다[그림 3 참고].

이는 책받침과 머리카락의 마찰로 정전기가 발생했기 때문에 일어나는 현상이다. 책받침과 머리카락의 경우, 서로 문지르는 시간이 짧기 때문에 발생하는 정전기의 양도 적어서 타닥 하고 불꽃이 튀지는 않는다. 책받침은 플라스틱(염화비닐)이다. 플라스틱이란 소재는 대부분 전기가 통하지 않는 거의 완전한 절연체이다. 하지만 책받침을 스웨터 겨드랑이에 끼거나 머리카락에 대고 문지르면 정전기가 발생한다. 일단 발생한 전기는 절연체의 표면에서 갈 곳이 없기 때문에 그 곳에 오랫동안 머무른다.

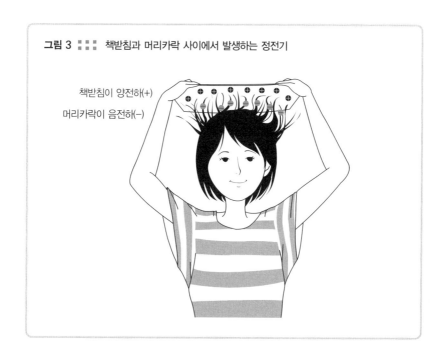

그림 3 ⋮⋮⋮ 책받침과 머리카락 사이에서 발생하는 정전기

책받침이 양전하(+)

머리카락이 음전하(−)

이것이 대전, 즉 정전기의 정체이다.

실제로는 책받침(+)이 스웨터(−)와 접촉한 순간에 정전기가 발생한다. 이를 접촉대전(接觸帶電)이라고 한다. 다만 접촉만으로 발생하는 정전기는 아주 소량에 불과하다. 그래서 책받침과 스웨터를 비벼서 정전기의 양을 늘린다. 이를 마찰대전(摩擦帶電)이라고 한다. 비비고 문지르면, 단순히 접촉만 하고 있을 때보다 그 면적이 몇 배로 늘어난다. 책받침을 문지르면 문지를수록 정전기는 많이 쌓인다.

필름을 벗길 때 일어나는 정전기는 박리대전(剝離帶電)이라고 한다. 또 배관 내로 압송(壓送)되는 분체(粉體)나 액체, 기체 등에서도 정전기는 발생한다. 이를 충돌대전(衝突帶電)이라고 한다. 훨씬 미약한 마찰로도 정전기는 발생한다. 인체가 감지하지 못할 뿐 우리 몸 주변의 모든 곳에서 정전기가 발생하고 있다.

정전기는 2종류의 절연체가 마찰할 때 발생한다고 설명했다. 하지만 전기가 통하는 성질의 금속, 즉 도체에서도 정전기는 발생한다. 금속의 일부가 접지된 경우에는 전하가 자유로이 이동할 수 있기 때문에 대전은 일어나지 않는다. 즉 도체의 전위는 항상 동전위(同電位 = 0V)를 유지한다.

하지만 절연물 위에 놓인 상태라면 사정은 달라진다. 플라스틱과 마찬가지로 정전기가 차곡차곡 쌓인다. 전기 저항이 높은 경우, 전기가 자유로이 이동할 수 없기 때문에 전자는 빠져나갈 곳을 잃고 그 자리에 머물러 정전기가 된다. 즉 전기가 잘 통하는 금속이라 해도 고무 위에 놓아두면 정전기가 쌓인다.

도체인 금속도 이럴진대 인체에는 당연히 훨씬 많은 정전기가 쌓이지 않겠는가.

담배 연기가 흩어지는 것도
정전기가 때문이다

⚡

　정전기가 어디서든 발생한다는 사실은 다음과 같은 상황을 떠올리면 이해가 빠를지도 모르겠다.

　흡연자의 수가 많이 줄어 예전처럼 흔한 광경은 아니지만, 담배 끝에서 연기가 피어오르는 모습을 떠올려보자. 연기가 마냥 한 줄로만 올라가지 않는다. 조금씩 퍼지다가 결국 희미하게 사라진다.

　왜 연기가 주변으로 퍼지는지 생각해본 적 있는가? 담배 연기야 원래 흩어지는 것 아니냐며 신경조차 쓰지 않은 사람이 대부분일 것이다. 설사 고민해봤다 하더라도 '공기의 흐름 때문이겠지' 하고 결론을 내리지 않았을까. 물론 바람이 불면 담배 연기는 순식간에 확산된다. 공기의 흐름 때문에 생성되는 힘을 '난류(亂流)에 의한 확산'이라고 한다. 하지만 실내처럼 공기의 흐름이 미미한 장소에서도 담배 연기는 위로 올라갈수록 사방으로 흩어진다. 실내에서 일어나는 미약한 공기의 흐름에는 담배 연기의 작은 입자를 흩어놓을 힘이 없는데도 말이다. 남은 원인은 정전기밖에 없다. 연기 입자가 위로 올라가면서 공기와 마찰하게 되고, 그러면 연기 입자의 표면에서 정전기가 발생하는 것이다[그림 4 참고].

"그 말은, 연기 입자의 표면에서 정전기가 발생하고 그로 인해 입자와 입자가 서로 반발해서 멀어진다는 소리군."

K가 앞질러서 정답을 말해주었다. 그렇다. 전자가 이동하는 성질이

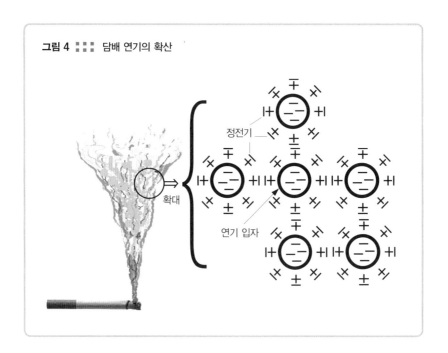

그림 4 ::: **담배 연기의 확산**

정전기

확대

연기 입자

있기 때문에 연기 입자는 음전하로 대전되는 경우가 많다. 하지만 연기 입자가 항상 음전하라는 뜻은 아니다. 조금 어렵게 들릴지도 모르나, 연기에 발생하는 정전기가 무엇과 서로 스치느냐에 따라 연기 입자는 양전하를 띠기도 하고 음전하를 띠기도 한다. 공기와 스치면 연기는 음전하로 대전된다.

앞의 예를 가지고 설명한다면, 플라스틱 책받침으로 스웨터를 문지르면 책받침의 원자에서 전자가 떨어져나와 스웨터로 이동한다. 스웨터는 전자가 양성자보다 많아졌기 때문에 음전하로 대전되고, 책받침은 전자가 줄어 결과적으로 양전하로 대전된다.

"양전하로 대전된 책받침을 머리카락에 가져갔더니 머리카락이 들러붙었다는 건, 머리카락이 음전하로 대전된 상태라는 뜻인가?"

19쪽의 대전 서열표에서 보듯이, 머리카락은 근소한 차이이긴 하지만 공기보다는 양전하로 대전되기 쉬운 물질이라 미약하게나마 양전하로 대전된다. 그러므로 원래대로라면 양전하로 대전된 책받침과는 서로 반발해야 맞다. 하지만 정전 유도에 의해 양전하로 대전된 머리카락의 내부에서 반대 극인 전자를 표면으로 이끌어내 머리카락 표면을 음전하로 대전시켜버리기 때문에 책받침과 머리카락은 서로를 끌어당기게 되는 것이다.

"그렇다면 강력한 정전기는 반대 극의 정전기를 끌어당긴다고 기억하면 되겠군. 그게 정전 유도이고."

이처럼 물질에는 마찰하는 대상에 따라 양전하로 대전되는 쪽과 음전하로 대전되는 쪽이 있다. 흔히들 '음이온' 운운하면서 '피부는 공기보다 양전하로 대전되기 쉽기 때문에 음이온을 이용해서 전기적으로 중성화시켜주면 좋다'고 광고하는데, 실제 현상에 비추어보면 음이온이 아니라 전자라고 해야 옳다. 전자는 음전하를 띠고 있는데, 상업적인 의도에서 이온이란 말만 덧붙여서 '몸에 좋다'는 이미지를 심으려 한 말장난에 불과하기 때문이다.

담배 연기가 왜 넓게 확산되는지를 이해했을 것이다. 담배 연기가 피어오를 때 생기는 마찰은 아주 미미하다. 그럼에도 정전기는 발생한다. 이를 보면 정전기가 모든 곳에서 발생한다는 사실을 납득할 수 있을 것이다.

몸속에서는 어떨까? 심장은 1분에 60~70회 뛰고 혈관 내부로는 혈액이 흐른다. 림프액도 흐른다. 기관을 거쳐서 폐로는 공기가 들어온다. 음식물도 식도를 타고 내려와 위와 장을 통과한다. 이들 모두에서 마찰이 일어나고 있다. 따라서 그 곳에서도 당연히 정전기가 발생한다. 이를 인정하지 않는다면 현대과학을 부정하는 격이다.

내가 남들과 다른 점이 있다면 누구나 당연하게 여기는 현상에 의문을 품는다는 것이다. 사방으로 퍼지는 담배 연기만 해도 그렇다. 너무도 당연한 일이라 대부분의 사람들은 그 이유 따위에 대해 생각해본 적도 없겠지만, 나는 바로 그 당연한 현상 속에 진리가 깃들어 있다고 믿는다. 뉴턴이 사과가 떨어지는 당연한 모습에서 만유인력의 법칙을 발견했듯, 아르키메데스가 욕조의 물이 넘치는 모습을 보고 아르키메데스의 원리를 발견했듯 이 세상의 모든 현상은 그 자체를 추구하는 이에게 진리를 깨닫는 단서가 되어주지 않는가.

나의 설명을 들은 K는 열심히 머릿속을 정리하고 있다. 그의 생각이 정리될 때까지 나는 참을성 있게 기다리기로 했다. 한참 생각에 잠겨 있던 K가 다음과 같은 말을 했다.

"겨울에 빠직 하고 오는 정전기랑 체내 정전기는 따로따로 생각해야 이해가 쉬울 것 같아. 둘을 한꺼번에 생각하면 너무 헷갈려."

좋은 지적이다. 흔히 정전기라고 하면 대부분 체표면에서 일어나는 현상으로 이해한다. 하지만 찌릿찌릿한 정전기는 체내 정전기가 아니라 체표 정전기이다. 정전기가 잘 일어나는 옷을 입거나 카펫 위를 걸으면 몸 표면에 정전기가 쌓인다. 이것이 단숨에 방전되는 현상이 바로 문 손잡이를 잡거나 차에 타는 순간 일어나는 불쾌한 정전기이다. 이 같은 방전 현상이 일어나려면 적어도 3만V에서 4만V의 전압이 필요하다. 체표 정전기도 몸에 악영향을 미치므로 정전기가 잘 일어나는 옷은 안 입고, 전기제품에 둘러싸인 생활은 되도록 멀리 하는 것이 좋다.

앞에서도 말했듯이 혈액이 혈관을 흐르거나 할 때 체내에 정전기가 발생한다. 림프관과 림프액 사이에서도, 호흡을 할 때도, 심장이 박동할 때도, 음식물이 소화관을 지날 때도 정전기는 발생한다. 이 책에서 다루려는 주제가 바로 체내에서 발생하는 정전기이다. 체표 정전기보다 훨씬 골치 아픈 질병을 만들어내는 원흉이 바로 체내 정전기이기 때문이다.

습도와 상관없이
정전기는 발생한다

⚡

"그런데 말이야…"

K는 여전히 고개를 갸웃거린다.

"정전기는 건조한 환경에서 일어나는 걸로 알고 있네. 그런데 몸속은 온통 수분이지 않은가. 그런데 몸속에서 과연 정전기가 일어날까? 습도가 적당한 곳에서도 정전기가 생길 수 있는 건가?"

참으로 지당한 질문이다. 정전기를 예방하기 위해 물질 표면에 수분을 머금게 하는 방법을 흔히 사용한다. 공기가 건조한 상태에서는 전기가 잘 통하는 수분이 적거나 없어 절연체에 정전기가 발생해도 전기가 쉽게 이동하지 못하기 때문에 때때로 방전을 일으킨다. 습도가 35% 아래로 떨어지면 일반적으로 정전기가 잘 안 일어난다고 하는 면, 나무 같은 천연 소재에서도 정전기가 발생한다. 여름보다 겨울에 정전기가 더 많은 이유는 그렇잖아도 공기가 건조한데 난방까지 가세한 탓에 더욱 공기가 건조해지기 때문이다. 하지만 습도가 65%를 넘으면 정전기가 생겨도 수분을 통해 저절로 빠져나가기 쉬운 환경이 조성된다.

즉 습도가 높은 날에도 정전기는 발생한다. 습도가 높을 때 정전기로 인해 빠지직거리지 않는 이유는 정전기가 수분을 함유한 대기 중으로 부드럽게 방출되기 때문이다. 습도가 높든 낮든 방전되는 방식이 다를 뿐 정전기는 똑같이 발생한다.

이 사실을 잘 알려주는 현상이 벼락이다. 벼락은 정전기 중에서 왕 중의 왕이라고 보면 된다. 본래 공기는 절연체다. 하지만 비정상적으로 강한 전기는 이 절연층을 뚫고서 흐른다.

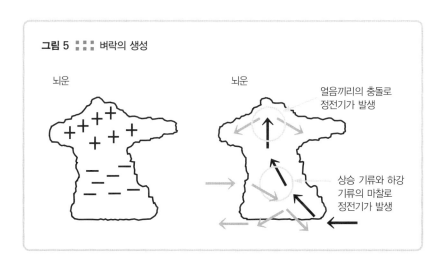

그림 5 ⠿ 벼락의 생성

뇌운

뇌운

얼음끼리의 충돌로 정전기가 발생

상승 기류와 하강 기류의 마찰로 정전기가 발생

여러분도 잘 아는 벼락(낙뢰)은 뇌운(번개, 천둥, 뇌우 등을 몰고 오는 구름)이 쌓아둔 전기가 국소적으로 공기의 절연 내압을 이겨내고 지표로 흐르는 거대한 방전 현상 중 하나이다. 벼락의 근원인 정전기의 발생원은 뇌운이며, 뇌운의 근원은 수증기이다. 뇌운 내부는 물이 얼어서 생긴 작은 얼음 알갱이와, 얼음 알갱이가 모여서 생긴 싸락눈으로 이루어져 있다. 이들이 자기들끼리 격렬하게 맞부딪히거나 주위의 공기와 서로 스치면 그 마찰 때문에 정전기가 발생한다[그림 5 참고].

뇌운의 내부는 습도가 100% 이상이라 비를 동반하는 경우가 많다. 그런 곳에서도 벼락이라는 정전기가 발생하는 마당에 60~70%가 수분으로 채워진 인체에서 정전기가 발생하는 게 당연한 것 아닌가. 오히려 발생하지 않는다고 생각하는 쪽이 부자연스럽다. 벼락은 체내 정전기를 설명하는 데 있어서도 매우 중요한 현상이니 뒤에서 좀 더 자세히 다루겠다. 여기서는 습도와 상관없이 정전기가 발생한다는 사실만을 기억해두자.

벼락 하면 나는 친척 동생이 떠오른다. 그는 야구선수였는데, 슬라이딩을 하는 순간 스파이크의 금속 부분에 벼락이 떨어져서 감전사했다. 슬픈 기억이다. 사람들은 '설마 나한테 벼락이 떨어지겠어?'라고 생각하지만, 벼락은 언제 어디에 떨어질지 예측이 불가능하다. 벼락을 얕봐선 안 된다. 체내 정전기도 마찬가지로 가볍게 넘겨서는 안 된다. 나는 친척 동생의 불행을 떠올릴 때마다 체내 정전기의 무서움을 알려야겠다는 결심을 다잡게 된다.

몸속 정전기를 제거했더니
증상이 나아졌다

⚡

"그렇다면 말이야, 몸속에 정전기가 쌓이면 어떤 병에 잘 걸리고, 몸속에 쌓인 정전기를 빼면 어떤 병이 어떤 식으로 좋아지는데?"

K의 질문은 끊이지 않았다. 굳이 K가 아니라도 이것은 누구나 궁금해하는 질문이다.

나는 모든 질병에 체내 정전기가 관여한다고 생각한다. 특히 아토피와 탈모를 비롯한 피부질환, 사회문제로까지 된 알츠하이머병과 우울증, 조울증에는 체내 정전기가 크게 영향을 미친다.

아토피와 자외선 알레르기가 깨끗이 낫다

나를 찾아오는 환자들 중에는 아토피피부염으로 고생하는 분들이 많다. 얼굴 전체가 새빨개지거나 목 부위가 코끼리 피부처럼 우툴두툴하게 변하는 등 보기에도 힘들어 보인다. 가려우면 괴롭다. 여름밤에 외출했다가 모기에 몇 군데 물렸을 때의 가려움과는 비교도 안 될 정도다.

아토피의 가려움은 벌레 물린 데 바르는 약을 바른다고 가라앉을 수준이 아니기 때문에 가려움에서 오는 불쾌감으로 성격마저 변하는 경우도 있다. 자녀가 아토피에 걸리면 부모는 밤에 가렵다고 호소하는 자녀를 달래느라 잠을 설치기 일쑤이고, 안절부절못한 나머지 부부싸움으로 번져 가정이 붕괴되는 사태까지 벌어진다. 한창때의 여성에게 아토피는 무척 신경이 쓰이는 일이다. 심한 아토피 탓에 결혼을 포기했다는 사람도 적지 않다.

문제는, 병원에서 처방하는 아토피 치료법이라고 해봤자 스테로이드제 정도가 고작이라는 점이다. 스테로이드제는 인간의 체내(부신피질)에서 분비되는 호르몬을 화학적으로 합성해서 만든 약제다. 염증성 질환에 주로 쓰이는데 근본적인 치료약도 아닐뿐더러 오랜 기간 사용하면 부작용이 생긴다. 그런데 스테로이드제 외에 다른 방법이 있는 것도 아니라서 장기간 사용하게 되고, 그로 인해 오히려 증상이 악화되는 결과를 가져온다. 그런 환자들이 주로 내 병원에 찾아온다.

그림 6 ::: 피부 단면도

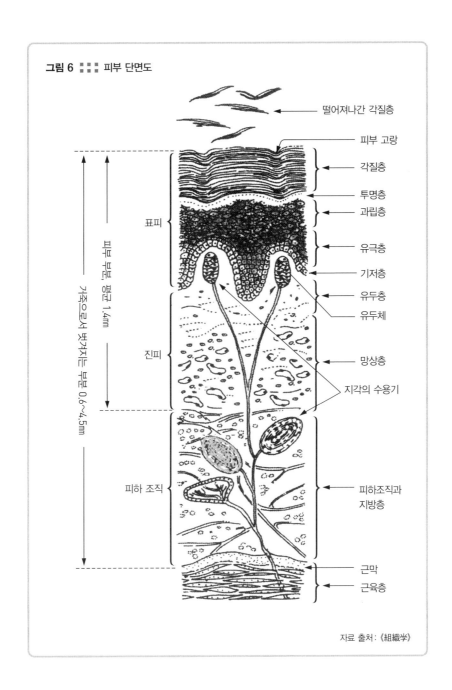

떨어져나간 각질층

피부 고랑

각질층

투명층

과립층

유극층

기저층

유두층

유두체

표피

피부 부분, 평균 1.4mm

가죽으로서 벗겨지는 부분 0.6~4.5mm

진피

망상층

지각의 수용기

피하 조직

피하조직과
지방층

근막

근육층

자료 출처:《組織学》

최근에 구마모토(熊本)에 거주하는 60대 남성이 연락을 해왔다. 이 분은 몇 년 전부터 피부질환을 앓고 있었는데, 피부과에서는 원인을 알 수 없다면서 병명도 붙이지 못했다고 한다. 아프고 가려워서 매우 불쾌한 나날을 보냈고, 밤에도 잠을 이루지 못했다고 한다. 그의 증상은 아토피였다.

한편 자외선(일광) 알레르기로 인해 고통스럽다며 찾아온 한 여학생은 피부가 새빨갛게 부어올라 있었다. 햇빛을 쐰 부위가 염증을 일으키기 때문에 자외선 알레르기라는 진단을 받았다고 한다. 낮 동안의 외출은 되도록 피하고, 꼭 외출해야 할 때는 여름에도 긴 소매에 커다란 모자를 써서 햇빛을 차단해야 했다. 생활 자체가 매우 부자유스러워서 평범한 생활은 포기한 지 오래였다.

이 두 사람에게 나는 똑같은 조언을 했다. 가장 먼저, 되도록 흙 위를 맨발로 걸으라고 했다. 근처에 밭이 있다는 말에 밭일도 해보라고 권했다. 만약 바다에 갈 일이 생기면 해변을 맨발로 걸으라고 했다.

가급적 채소 중심으로 식사를 하고, 여기에 더해 해초를 말린 다음 불에 태워서 만든 재를 초산(醋酸)에 한 달 정도 담가뒀다가 매일 소주잔으로 한 잔씩 마시라고 했다(이에 대해서는 뒤에 자세히 설명한다).

피부 케어 방법도 알려주었다. 아토피인 사람들은 아무래도 비누로 깨끗이 씻는 일을 중요시하는데, 오히려 역효과라고 설명했다. 계면활성제 때문이다. 그러니 계면활성제가 들어간 비누는 사용하지 말고, 가능하면 속옷을 세탁하는 세제도 계면활성제가 들어간 제품은 피하라고 했다. 그리고 피부를 보호한다는 의미에서, 물에 1% 정도의 이온화 미네랄과 3~5%의 요소(尿素)[17], 5~10%의 글리세린을 섞어 만든 로션을 매일 바르도록 지도했다.

나의 지도를 따른 결과, 아토피 환자인 60대 남성은 한나절 뒤부터 가려움이 줄고 피부의 붉은기가 옅어지더니 지금은 완전히 건강한 피부를 되찾았다.

자외선 알레르기를 앓던 여학생은 꼼꼼하게 치료 경과를 문서로 작성해서 팩스로 보내왔다. 경과 보고서는 치료에 대한 스스로의 의지를 다지는 데 아주 중요하다. 경과 보고서를 받아본 의사 역시 그녀의 상태에 계속 주의를 기울이게 되고, 치료가 순조롭지 않을 때는 다른 방법은 없을까 고민도 하게 된다.

치료 경과서를 보니, 내 지도를 따른 지 이틀째 되는 날부터 그녀의 피부에서 끈적끈적한 누런 진물이 나오기 시작했다. 목도 아팠다고 한다. 양팔 안쪽에는 발진 비슷한 것이 나고, 눈에는 눈곱이 끼고 가려웠다. 그런데 일주일쯤 지나자 개선의 기미가 보였다. 목에서 나오는 진물의 양이 줄고 목을 돌릴 수 있게 됐다. 팔과 목의 군데군데에서는 정상적인 피부가 돋기 시작했다. 가려움도 이 무렵부터 줄어들기 시작했다.

그녀는 밤에 잠을 편히 잘 수 있게 되었다며 기뻐했다. 그 전에는 수

---

17) 요소(尿素) : 포유류의 오줌에 함유되어 있는 질소 화합물. 체내에서 단백질이 분해되어 생성되며, 녹기 쉽고 빛깔이 없다.

업 중에도 가려워서 공부에 집중할 수 없었는데, 이제는 수업 중에 벅벅 긁지 않는다고 했다. 한 달 남짓 지나자 불그스름했던 얼굴도 정상적인 안색을 되찾았고 목의 붉은기도 가셨다.

피부는 원래 외부 자극을 방어하기 위해 존재한다. 그 기능이 작동하지 않는다면 이는 곧 생명이 위험에 처할 수도 있다는 뜻임을 확실히 기억해두자.

휑했던 머리에 머리카락이 다시 나다

K를 오랜 만에 만났는데, 예전과 분위기가 조금 달라 보였다. 자세히 살펴보니 머리카락이 많이 빠져 있었다.

"어이쿠, 자네, 머리가 휑해졌잖아?"

내 말에 그가 머리로 손을 가져다 대며 대꾸했다.

"그러게. 요즘 갑자기 머리카락이 빠져서 마음이 좋지 않아."

동창회에서 만났을 때보다 이마가 훤해졌고, 정수리 부분은 두피가 훤히 들여다보였다. 사람의 마음이란 참으로 희한해서 머리카락이 반 넘게 빠져버리면 이젠 어쩔 수 없다면서 의연하게 넘기지만, '얼마 전까지만 해도 숱이 많았는데' 하고 안타까워 하는 단계에서는 괴로움이 최고치에 다다른다. 어쩐지 늙는 것 같아 기운도 빠지고 몸에 대한 자신감마저 사라진다. 발모 효과를 강조하는 샴푸나 헤어토닉이 잘 팔리는 이유도 충분히 이해가 간다. 그저 마음 편해지는 효과밖에 없는 경우가 대부분이라 하더라도 말이다.

"자네, 머리가 빠지는 원인을 아나?"

"쉰이 넘으면 어쩔 수 없는 일 아닌가. 게다가 스트레스 같은 것도 영향을 줄 것이고."

아마 대부분의 사람들도 K처럼 생각할 것이다. 하지만 나이와 스트레스 같은 막연한 요소들을 원인으로 치부하면 효과적인 대책은커녕 머리카락에 좋다는 영양분을 공급하는 수준의 대책밖에 떠올리지 못한다.

현재까지의 연구 성과로, 고추의 매운맛 성분인 캡사이신이 지각신경을 자극해서 머리카락의 성장을 촉진하는 단백질 '인슐린 유사 성장인자 I(Insulin-like Growth Factor-I)'를 늘리는 구조 등이 해명되었다지만 기대했던 만큼 효과가 좋지는 않다.

머리카락이 자꾸 빠지는 요인으로 샴푸나 린스에 들어간 계면활성제의 영향도 크다고 생각한다. 일단 모근으로 흡수된 계면활성제는 제거가 어려운 데다 모근의 영양 부족을 초래하기 때문이다.

2009년 5월 11일에 일본에서는 '탈모로 고민하는 사람들에게 희소식?'이란 제목의 뉴스가 보도되었다. 나고야시립대학교 대학원의 오카지마 겐지(岡嶋研二) 교수가 '소에게 머리를 핥게 하면 머리카락이 난다'라는 독일의 옛말에 주목해서 "타액 속 시알산(sialic acid)에는 신경 자극 작용이 있는데 이것이 발모로 이어진다"고 발표했다는 것이 주된 내용이었다. 시알산은 분자식이 $C_{11}H_{19}NO_9$이고 분자량이 $309.237g/mol$인 물질로 피부에 직접 도포하면 피부로 침투한다. 시알산을 주성분으로 한 발모제가 발매될 날도 그리 멀지 않아 보이는데, 나는 이러한 시알산의 효과에 더해 소에게 머리를 핥게 하는 행위 자체에도 의미가 있다고 생각한다. 머리카락과 머리에 쌓인 정전기가 소의 혀를 통해 빠져나가면서 두피에서 다시 머리카락이 난다고 추측하기 때문이다.

내가 소중히 간직해두었던 사진을 K에게 보여주었다. 나보다 한 살 연상의 오랜 친구인 미나베 다쓰노리(三鍋達典)의 사진이다[사진 1 참고]. 그 역시 머리 전체가 듬성듬성 벗겨져서 K처럼 침울해했었는데, 내 조언에 따른 결과 지금은 머리카락이 꽤 많이 났다.

그는 무슨 일이든 열심히 하는 성격이다. 무조건 내 지시에 따라 매일 정원에 소금물을 뿌리고 그 위를 맨발로 걸었다. 외출할 때는 반드시 흙을 만졌다. 재로 만든 해초를 초산에 담가서 마시는 일도 빼놓지 않았다. 아내의 도움을 받아 식사도 미네랄 성분이 풍부한 채소 중심의 메뉴로 바꿨다. 시판하는 샴푸 대신 계면활성제를 넣지 않은 비누를 썼다. 또 헤어스타일링 제품도 계면활성제가 들어가지 않은 제품을 쓰게 했다. 처음 20일이 지날 때까지는 아무런 변화가 없었다. 끈기가 없는 사람들은 보통 이쯤에서 슬슬 포기를 하는데 그는 '호리 선생이 틀릴 리 없다'며 내 말을 믿었고, 머리카락이 날 때까지 포기하지 않겠다는 강한 의지를 보여주었다. 놀라운 일은 40일이 지나면서부터 일어났다. 두피에 솜털이 나기 시작한 것이다.

컴퓨터 앞에서 장시간 앉아 있는 사람일수록 탈모를 조심해야 한다.

사진 1 ::: 체내 정전기 방출 40일 뒤 머리카락의 변화

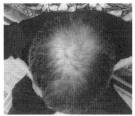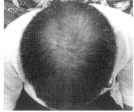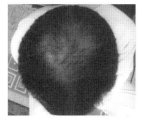

전자제품에 둘러싸이면 몸의 표면에서도 체내에서도 정전기가 발생하기 쉬워진다. 특히 머리카락은 정전기가 일어나기 쉬운 곳이다 보니 모근의 지방에는 정전기가 잘 쌓인다. 그래서 낙전 현상이 일어나 모근이 약해지고, 결국 머리카락이 잘 빠지는 것이다.

이 사진을 본 K는 결연한 표정으로 "나도 해보겠어"라고 말했다. '남의 일이려니' 하고 이야기를 들을 때와는 전혀 다른 눈빛이었다.

"방법부터 알려줘"는
세상에서 가장 위험한 건강법

⚡

체내 정전기에 대해 본격적으로 공부할 마음을 먹은 K. 하지만 나는 그가 흥미를 갖는 방식을 보면서 건강법을 대하는 사람들의 태도에 아주 큰 문제가 있다는 사실을 깨달았다. 그것은 바로 방법만 알려는 성급한 태도이다.

K는 머리카락을 어루만지면서 "머리카락에 힘이 돌아왔어. 이대로라면 얼마 안 되어서 머리카락이 다 나겠어"라며 희망에 가득 찬 표정을 지었다. 나는 그에게 앞으로 벌어질 일에 대해 얘기해주었다.

"대충 일주일 정도면 그렇게 돼. 그다음은 한동안 정체기야. 이 때는 초조하거나 성급하게 굴어선 안 돼. 40일쯤인가? 두피가 훤히 보이던 곳에 변화가 생길 것이고, 50일째가 되면 머리카락이 나는 것을 눈으로 확인할 수 있어."

나는 참을성이 없고 성질이 급해서 항상 주변 사람들을 조마조마하게 만들곤 한다. 그렇다고 해서 아무 데서나 닥치는 대로 급한 성질을 부리지는 않는다. 연구라는 작업은 끈기 있게 한 걸음씩 나아가지 않으면 길이 열리지 않는다. 그래서 연구실에 틀어박혀 있을 때의 나는 절대로 조급하게 굴지 않는다. 마치 다른 사람 같다고 연구실 직원들도 놀랄 정도이다. 그러니 연구실 밖에 있을 때만큼은 대폭발을 일으켜도 다들 참아주겠지 하고 내 멋대로 믿고 있다.

건강법에 관해서는 모든 사람이 큰 흥미를 갖고 있다. 죽고 싶다는 사람은 많이 봤지만 병에 걸리고 싶어하는 사람은 본 적이 없다. 병을 좋아하는 사람은 아무도 없다. 하지만 어떤 건강법이 좋으냐는 문제로 들어가면 다들 너무 단순해지는 듯하다. 인간의 몸은 매우 복잡하다. 그럼에도 'ㅇㅇ를 먹으면 건강해진다'느니 'ㅇㅇ요법으로 만병이 낫는다'느니 하는 말들을 아무런 의심 없이 덜컥 믿는다. 그래도 될까? 개중에는 좋은 건강법도 많겠지만, 텔레비전에서 낫토를 소개한 다음날 슈퍼마켓에서 낫토가 동나는 현상은 비정상적이라고 나는 생각한다.

온후하고 느긋한 K조차 체내 정전기에 대해 알고 나더니 이론 부분은 건너뛰고 방법론으로 직행하려고 했다.

"어떻게 하면 몸속에 쌓인 정전기를 뺄 수 있어? 그것부터 알려줘."

이내 대화의 초점을 그 쪽으로 몰고 갔다.

"이게 맞는 소리인지 아닌지 그것부터 의심해봐야지. 아무리 친구가 하는 말이라도 제대로 납득한 다음에 실천해야 돼. 좀 더 '왜?', '어째서?'라는 질문을 던져서 납득한 다음에 방법을 찾는 게 맞아."

성질 급한 내가 느긋한 K를 말리게 되다니, 건강법에는 마력이 있다는 생각을 안 할 수가 없다.

'○○가 몸에 좋다'고 하면 바로 달려드는 심리를 나는 평소에도 위험하다고 생각했었다. 예를 들어 아침에 일어나자마자 우유 한 잔을 마시고, 물은 알칼리이온수를 고집하고, 몸에는 자석으로 만든 건강용품을 두르고, 쇼핑 갈 때는 지압 기능이 있는 신발을 신고 외출하고, 집에 있을 때는 건강기구를 사용하면서 텔레비전을 보라는 사람들이 있는데, 이렇게만 하면 건강해질 수 있느냐고 나는 묻고 싶다.

진시황제도 잘못된 건강법으로 수명을 단축했다?!

동서고금을 막론하고 예부터 건강장수와 불로장수는 인류의 염원이다. 만리장성의 초석을 쌓은 시황제는 기원전 259년 1월에 태어나 기원전 246년 13세의 나이로 왕위에 올랐으며, 기원전 221년에 중국 전체를 통일했다.

시황제는 어려서부터 체질이 허약했던 터라 중국을 통일한 무렵부터 불로불사를 위해 방사(方士. 신선도의 원시적인 형태 혹은 의술을 행하는 사람)를 중용했다. 그중에서 서복(徐福)이 유명한데, 시황제는 서복에게 동방에 있다는 봉래국(蓬萊國)을 찾아가 선인(仙人)을 데려오라는 명을 내렸다고 한다.

서복의 이야기에 나오는 불로초는 구기자라는 설도 있고 다시마라는 설도 있다. 그런데 사실은 선약(仙藥. '수은'이란 설이 유력)이었다고 한다. 수은이 독이란 사실은 현대의 상식이지만 당시에는 그 같은 지식이 없었다. 그 까닭에 시황제는 수은을 불로불사의 영약이라 믿고 기꺼이 복용했다. 그 결과 건강을 해치게 되었고, 기원전 210년 7월에 발병해서 사망했다고 한다. 시황제가 유능한 황제였음은 널리 인정받고 있다. 만약 시황제가 없었더라면 중국은 통일되지 못한 채 분열된 상태에서 역사가 진행되었으리라는 추측까지 나올 정도다. 그렇게 유능했던 시황제조차 건강법에 대한 올바른 지식이 없었던 탓에 수명을 단축하는 결과를 초래했던 것이다.

현대만큼 예방법에 대한 관심이 높은 시대도 없었다. 인간이라면 누구나 질병이나 죽음을 반기지 않는다. 옛날에도 건강관리나 장수에 대한 소망은 간절했다. 먼 과거에는 병에 걸리고 나서 혹은 노병사(老病死)가 눈앞에 닥친 다음에야 비로소 허둥지둥 소란을 피웠고, 근대 이전의 사회에서는 신이나 종교의 구원을 바랐으며, 근대 이후에는 현대의학에서 질병의 치료를 구하게 되었다. 그런데 최근 건강 문제를 고민할 여유가 생긴 사람들은 항생물질에 내성을 가진 황색포도상구균 MRSA와 식인 박테리아 비브리오 패혈증, 에이즈, 조류 인플루엔자, 신종플루 같은 전에 없던 질병이 출현하는 모습을 보면서 환경 이변이 원인이라는 사실을 점차 깨

닿게 되었다. 현대과학의 놀라운 발전으로 마치 인체의 신비가 100% 가까이 해명된 양 착각하는 사람도 있겠으나, 실제로 그 정도까지는 해명되지 않은 것이 현실이다. 그런 만큼 올바른 지식 없이 똑똑한 사람이 하는 말이니까, 모두가 하고 있으니까 같은 이유만으로 건강법을 채용하는 것은 참으로 무서운 일이 아닐 수 없다.

그런 의미에서 체내 정전기에 관해서도, 이 책을 끝까지 꼼꼼하게 읽고 납득이 되면 그 때 자신의 건강법으로 받아들이길 바란다.

체내 정전기가
질병을
일으키는 원리

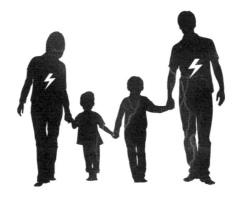

적혈구 표면의 대전 균형이 무너져 혈액이 끈끈해진다

⚡

"체내 정전기는 어쩌다가 연구하게 됐어?"

정전기에 대해 한참 설명하는데 갑작스레 K가 물었다. 결론부터 말하면, 적혈구를 관찰하다가 생긴 사소한 의문이 나를 체내 정전기란 답으로 이끌었다.

한때 LBA(Live Blood Analysis)라고 해서 혈액 상태를 보고 질병을 진단하는 검사가 유행했었다. 피험자의 혈액을 1방울 채취해서 현미표본(현미경을 이용한 생물 및 광물의 표본. 프레파라트라고도 한다)으로 만든 다음 현미경으로 관찰하는 방법이다. 현미경은 모니터에 연결돼 있어 TV 화면으로혈액의 흐름을 볼 수 있었다. 당시 나는 이 검사법을 매우 우수하다고 생각해 주목하고 있었다.

이 검사에서는 혈관 속을 흐르는 적혈구의 모습을 뚜렷이 볼 수 있다. 둥근 탁구공 모양의 적혈구가 통통 튀듯이 흐르는 혈액은 건강한 혈액이다. 병이 있는 사람의 혈액은 적혈구끼리 뭉쳐 있거나 염주처럼 이어져 있다[사진 2 참고]. 쉽게 말해, 적혈구가 각자 떨어져 있는 혈액이 맑고 건강한 혈액이고, 뭉쳐 있다면 끈끈하고 건강하지 못한 혈액이라고 보면 된다.

LBA 검사는 특정 건강법이나 건강식품이 효과가 있느냐 없느냐를 가르는 기준으로 활용할 수도 있다. 특정 건강법을 실천하면서 LBA로 혈액을 검사하면 염주 모양으로 뭉쳐 있던 적혈구가 깨끗하게 분리되어 탁구공처럼 통통 튀듯이 흐르는 모습으로 바뀔 때가 있다. 이는 그 건강법이 효과를 발휘해서 혈액의 상태가 좋아졌다는 뜻이다.

하지만 적혈구가 염주처럼 뭉쳐 있는 혈액이라 하더라도 현미표본을 가볍게 손가락으로 누르면 적혈구가 따로따로 떨어져나간다. 즉 별것 아

사진 2 ::: LBA 검사로 본 혈액

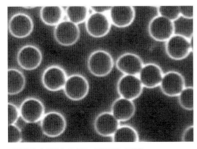
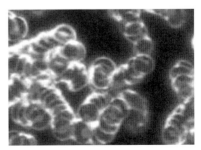

적혈구가 떨어져 있는 건강한 혈액   적혈구가 뭉쳐 있는 병든 혈액

닌 잔재주만으로도 건강하지 못한 혈액을 건강한 혈액으로 둔갑시킬 수 있다는 말이다. 그래서 이 점을 악용해 자신들이 취급하는 건강식품이 이렇게나 효과가 좋다고 속임수를 써가며 선전하는 사람들이 나오기 시작했다. 이들의 사기 행각이 드러나면서 LBA 검사 결과 자체를 믿을 수 없다는 인식이 퍼졌고, LBA 검사를 하는 사람들은 급속히 줄어들었다.

건강한 혈액일수록 적혈구들이 떨어져 있는 이유

나는 여전히 LBA 자체는 매우 뛰어난 검사법이라고 생각한다. 조작없이 정직하게만 검사한다면 혈액 상태의 변화를 눈으로 직접 확인할 수 있기에 환자에게도 매우 큰 도움이 된다. 이 검사로 건강한 적혈구를 봤을 때 문득 이런 생각이 들었다.

"적혈구들은 왜 저토록 철저히 분리돼 있을까?"

서로 달라붙고자 하는 것이 물질의 성질이다. 질량이 있는 물체와 물체 사이에는 반드시 인력이 작용한다. 인력은 서로를 끌어당기는 힘이다. 일정 거리까지 접근하면 물체와 물체는 인력의 작용으로 달라붙기 마련이다. 게다가 적혈구는 흡착력이 강한 물질의 대표선수 아닌가. 하지만 적혈구는 들러붙겠다 싶으면 통 하고 서로를 밀쳐낸다. '철저히 분리'라는 말 외에는 표현할 도리가 없다. 원래 달라붙는 성질의 적혈구를 갈라놓는 힘이 무엇인지, 나는 흥미가 생겼다.

‘밀어내는 힘’ 하면 우선 자기력이 생각난다. N극에 N극을, S극에 S극을 가까이 가져가면 서로 반발한다. 하지만 적혈구에는 자기력이 없다. 그렇다면 혈류에 의한 확산과 물질의 특성(적혈구가 지닌 특성), 그리고 전기적 에너지인 정전기만 남는다.

‘혈류에 의한 확산’이란 혈액 내 물질이나 열이 가는 혈관에서 굵은 혈관으로 혹은 그 반대로 이동할 때 생기는 혼란 때문에 확산되는 현상이다. 혈관이 여러 갈래로 나뉠 때 일어나는 체액의 혼란 역시 마찬가지 현상이다. 하지만 커다란 입자라면 혈류에 의한 확산이 적용되겠지만 적혈구처럼 작은 물질은, 담배 연기가 그렇듯이, 입자가 지나치게 작기 때문에 어지간히 빠른 속도로 흐르지 않는 한 확산이 일어나지 않는다.

‘물질 특성’에 관해서는 좀 있다 설명할 텐데, 이 역시 적혈구가 서로 달라붙지 않게 하는 중요한 요인이다.

그리고 ‘정전기’가 관여한다.

적혈구는 혈액 속 다양한 성분과 수분, 혈관벽과 서로 스치면서 흐른다. 그러니 그 곳에서는 당연히 정전기가 발생한다. 모든 적혈구의 표면이 음전하로 대전돼 있다고 치자. 그러면 같은 전하를 띤 적혈구들은 서로 반발하게 되어 달라붙지 않고 튕겨져나간다. 하지만 적혈구 표면의 대전 균형이 무너져서 어떤 적혈구는 음전하로, 또 다른 적혈구는 양전하로 대전된다면 어떨까? 자석의 N극과 S극처럼 서로 끌어당겨서 달라붙어버린다. 이것이 건강하지 못한 혈액의 모습이다.

이런 경위로 나는 몸속에는 항상 정전기가 발생하고 있으며, 정전기가 적절한 양으로 균형 있게 존재할 때는 매우 건강하지만 양이 너무 늘어나거나 균형이 무너지면 건강도 무너지지 않을까 생각하게 되었다.

그런데 현대인은 정전기를 발생시키는 생활을 일상적으로 하면서도 접지(earth)를 통해 정전기를 방출하는 것은 불가능한 환경 속에서 산다. 즉 정전기의 양은 포화상태에 달했고 균형도 깨진 상태라고 추측할 수 있다. 이것이 체내 정전기를 떠올리게 된 계기이다.

체내 정전기와 찐득한 혈액의 관계

적혈구는 왜 서로 달라붙지 않는지에 대해 좀 더 깊이 들여다보자.

앞에서 물질 특성과 이온가(ion價, 정전기)가 매우 중요한 요인이라는 말을 했다. 혈액 속에는 많은 물질이 들어 있다. 적혈구와 백혈구는 물론이고, 그 밖에도 다양한 물질(미네랄)이 이온화되어 흐른다. 이온화된 물질은 양성이나 음성의 전하를 띤다. 예를 들어, 나트륨은 물에 녹으면 +1의 이온가를 띤다. 철은 +2, 아연도 +2, 마그네슘도 +2, 염소는 −1 식으로 체내로 들어온 미네랄은 이온화되어 각자의 특성에 따른 전하를 띤다.

당연히 적혈구의 표면에도 다양한 물질이 붙어 있다. 대표적인 물질이 시알산이다. 시알산은 음전하라서 적혈구의 표면 역시 시알산 때문에 음전하를 띤다. 적혈구끼리 달라붙지 않는 이유는 하나하나가 음전하로 대전돼 있기 때문이다. 혈관벽도 마찬가지로 시알산으로 코팅돼 있다.

그러니 적혈구가 혈관벽에 달라붙을 일도 없다. 물론 그 구조는 단순하지 않아서 음전하를 띠는 적혈구에 양이온이 끌려오기도 하고, 수분도 극성을 띠고 있어서 쉽게 달라붙기도 한다(물에 관해서는 나중에 더 자세히 설명한다). 이런 가운데 미묘한 균형을 유지하면서 혈액이 원활하게 흐르도록 조절된다.

시알산이 가지고 있는 음전하는 시알산의 개수에 비례한다. 적혈구와 혈관벽에서는 시알산의 개수가 일정하기 때문에 음전하도 변하지 않는다. 그러나 체내 정전기가 늘어나면 상황이 달라진다. 음성 정전기가 늘어나면 본래 시알산이 가진 음전하보다 훨씬 큰 음전하를 띠게 된다. 반대인 양성 정전기의 영향을 받으면 시알산의 음전하가 상쇄되고, 그래도 여전히 양성 정전기의 양이 많으면 양전하로 대전되기도 한다.

즉 체내에서 대량의 정전기가 발생하면 그로 인해 적혈구 표면의 전하에 이상이 생겨서, 원래대로라면 음성으로 대전돼야 할 적혈구 표면이 양전하로 대전되는 경우가 생긴다. 그 결과 혈액 속에는 음전하를 띠는 적혈구와 양전하를 띠는 적혈구가 공존하게 되고, 그 둘이 만나면 당연히 달라붙는다. 이로 인해 혈액이 끈끈해진다.

적혈구는 모세혈관을 흐를 때면 제 몸을 접고 구부린다. 그런데 적혈구가 두셋씩 달라붙어 있으면 모세혈관을 통과하지 못하고 혈관을 막아버린다. 혹은 혈관벽에 달라붙는 경우도 생긴다. 자기들끼리 뭉쳐 있는 적혈구는 혈류의 악화를 초래한다. 적혈구는 세포로 산소와 영양소를 운반하고, 이산화탄소와 노폐물을 회수하는 중요한 역할을 수행한다. 적혈구가 서로 뭉친 탓에 몸 구석구석까지 혈액이 도달하지 못하면 말초신경의 세포는 산소 부족과 영양부족을 일으키고 이산화탄소와 노폐물이 축적되어 결국에는 사멸한다. 수족냉증이 그 초기 증상이다. 그리고 이어서 내장의 기능이 저하되면서 다양한 질병이 발생한다.

적혈구가 달라붙지 않게 할 것! 이것은 건강을 위해서는 정말 중요한 수칙이다.

혈관을 하나로 이으면 10만km, 혈액은 혈관이 가늘수록 느리게 흐른다

⚡

어떤 식으로 설명하면 K가 체내에서 정전기가 발생한다는 것을 쉽게 이해할까 고민한 끝에 K에게 이런 질문을 던졌다.

"혈관을 전부 펴서 하나로 이으면 길이가 얼마나 될 것 같아?"

혈관은 온몸 구석구석에 퍼져 있다. 그렇기 때문에 손끝을 조금만 다쳐도 피가 흐른다. 웬만한 길이 이상임은 충분히 예상할 수 있다. 하지만 K는 대답하지 못했다.

"누가 조사했는지는 모르지만, 약 10만km라고 하더군. 알겠나, 무려 10만km라구. 이건 정설로 통용되는 얘기야."

적도를 따라 지구 둘레를 측정하면 4만km가 나온다. 10만km라고 하면 지구를 2바퀴 하고도 반을 더 도는 길이다. 이렇게나 긴 혈관이 인간의 몸에 퍼져 있다[그림 7 참고].

"그리고 그 혈관 속으로 혈액이 흐르고 있지. 굉장하지 않나?"

K는 얼빠진 얼굴로 듣고만 있었다. 이쯤에서 알아채길 바랐지만, 안타깝게도 이 정도만 듣고서 내 의도를 짐작한 사람은 아직까지 한 명도 못 봤다. 조금만 더 설명해줘야겠다. 과연 어디쯤에서 K의 눈이 번쩍 뜨일까?

"혈액은 심장에서 전신으로 보내지는데, 심장은 1분 동안 남성은 60~70회, 여성은 65~75회 정도 뛴다고 해. 평균 약 70회인 거지. 1회의 박동으로 약 70cc의 혈액이 심장에서 나간다고 해. 그렇다면 1분 동안 심장에서 나가는 혈액의 양은 얼마나 될까?"

이 정도 계산은 초등생도 할 수 있다. 1분에 70cc×70회=4900cc, 즉 4.9ℓ가 심장에서 전신으로 보내진다는 답이 나온다.

"인간의 몸을 흐르는 혈액의 양은 얼마나 되리라 생각하나?"

이 역시 답을 아는 사람이 거의 없을 것이다. K의 눈빛은 여전히 아무 것도 모른다고 말하고 있다.

혈액은 인체의 약 8% 정도가 혈액이고, 이는 몸무게의 1/13의 양이라고 한다. 계산이 쉽도록 체중 65kg인 사람을 가정하자. 혈액의 무게는 5.2kg(65×0.08)이다. 전혈 헌혈(全血獻血. 혈액의 모든 성분을 헌혈하는 것)에서 보면 혈액의 비중이 1.053 이상이라고 하니, 부피로 환산하면 4.94ℓ(5.2÷1.053)가 된다.

"1분 동안 심장에서 내보내는 양과 전신의 혈액량은 별 차이가 없다는 말인가?"

K가 중얼거렸다. 제대로 보았다!

그렇다면 저 말은 곧 무슨 뜻일까?

"……"

아직 짚이는 바가 없나 보다. 그렇다면 내가 설명하겠다.

심장은 1분 동안 약 4.9ℓ의 혈액을 내보낸다. 전신을 순환하는 혈액 역시 그와 거의 같은 양이다. 이 말은 '혈액은 약 1분에 전신을 순환한

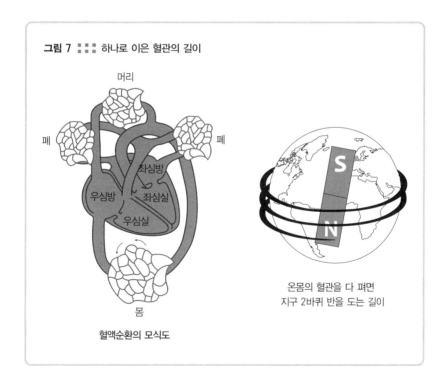

그림 7 ⋮ 하나로 이은 혈관의 길이

머리

폐 폐

좌심방

우심방 좌심실

우심실

몸

혈액순환의 모식도

온몸의 혈관을 다 펴면
지구 2바퀴 반을 도는 길이

다'는 뜻이다. 혈액이 심장으로 돌아오지 않는다면 60.49초 뒤에는 심장에서 내보낼 혈액이 한 방울도 남지 않게 된다.

"그러니까 혈액이 10만km를 1분에 돌고 온다는 뜻이야?"

"바로 그거야. 자네도 폼으로 공대를 나온 건 아닌가 보군."

분속 10만km라면 약 24초에 지구를 1바퀴 도는 속도이다. 시속으로 하면 600만km이다. 점보제트기의 이륙 속도가 시속 300km이다. 스페이스 셔틀이 시속 2만 8000km 정도라고 한다. 로켓이 지구의 중력을 떨치고 우주로 날아가려면 시속 4만km가 필요하다. 이들과 비교해보면 시속 600만km가 상상을 초월하는 속도임을 이해할 수 있으리라.

"그렇긴 한데, 혈액이 그렇게 빨리 흐른다니 역시 못 믿겠어."

"야, 이 멍청아! 그 속도로 흘렀다간 몸속에서 피가 뚫고 나오겠다!"

미워할 수 없는 천진난만함이라더니 K의 반응이 딱 그렇다. 시속 600만km라는 속도는 어디까지나 혈관을 하나로 이었다는 가정에서 계산했을 때 나오는 숫자이다. 실제로 혈액이 우리 몸속을 시속 600만km로 흐른다는 뜻은 아니다.

혈관이 둘로 나뉘면 속도는 절반으로 줄어든다. 여기서 다시 둘로 나뉘면 원래 속도의 1/4로 떨어진다. 그런 식으로 혈관이 나뉠 때마다 속도는 느려진다. 혈관은 무수하게 나뉘어 있으니 겉보기에 혈액은 사람이 걷는 속도보다 느리게 흐른다.

여기서 K가 끼여들었다.

"단순히 속도가 1/2로 늦춰졌다고 생각해도 될까? 베르누이의 정리[18]

나 유동학[19] 같은 건 고려하지 않아도 돼?"

제법 공대 출신다운 질문이다. 그가 지적한 대로 분기점에서는 부분적으로 유속이 빠른 곳과 느린 곳이 생긴다. 하지만 분기점에서 조금만 멀어지면 평균 유속으로 안정된다. 혈관은 좁고 혈액 자체의 점도도 물에 비해 높으니 레이놀즈수[20]가 낮은 층류[21]라고 봐도 무방하다. 즉 이 경우는 평균적인 유속 평가에서는 특별히 고려하지 않아도 괜찮다는 말이다.

일정 두께의 혈관이 똑같은 굵기의 혈관 2가닥으로 나뉘면 흐르는 관의 단면적은 2배가 된다. 즉 유속 V는 유량 Q를 단면적 S로 나눈 $V=Q/S$의 관계에 있기 때문에 S가 배가 되면 V는 반으로 줄어든다.

조금 전문적인 이야기인데, 단적으로 말해서 혈관이 600만 가닥으로 나뉘었다면 혈액이 흐르는 속도는 시속 1km가 되며, 6000만 가닥으로 나뉘었다면 시속 100m, 6억 가닥일 때는 시속 10m, 60억 가닥이라면 시속 1m, 600억 가닥으로 나뉘면 시속 10cm가 된다.

여기서 생각해야 할 점은, 직경 10cm인 혈관에서의 시속 1m는 엄청

---

18) 베르누이의 정리(Bernoulli의 定理) : 점성 없이 정상적으로 흐르는 유체에 대해 에너지 보존의 법칙이 성립되는 것을 나타내는 정리

19) 유동학(流動學, rheology) : 물질의 변형과 움직임을 연구하는 과학으로 '리올로지'라고도 한다. 콜로이드성 물질, 고분자 물질, 생체 물질 따위의 복잡한 화학 조성을 가진 유동성 물질에 힘을 주었을 때 나타나는 탄력, 변형, 유동 따위의 현상을 연구한다.

20) 레이놀즈수(Reynolds數) : 유체역학에서 흐름의 관성력과 점성력의 비(比)

21) 층류(層流, laminar flow) : 점성력이 지배적인 유동으로서 레이놀즈수가 낮고, 평탄하면서도 일정한 유동이 특징이다. 쉽게 말해 흐트러지지 않고 일정한 유체의 규칙적인 흐름을 가리킨다. 층흐름이라고도 한다.

나게 느린 속도지만 모세혈관의 직경은 8~20μ(미크론)에 불과하다는 사실이다. 적혈구의 직경이 약 8μ이니, 접히고 굽힌 상태로 운반되는 경우조차 있으며 모세혈관과 충돌하는 적혈구도 존재한다. 속도의 절대치는 그대로일지라도 혈관의 직경을 고려하면 설사 인간이 걷는 속도의 100분의 1이든 시속 1m이든 엄청난 속도가 된다.

운동에너지가 커질수록
체내 정전기도 많이 발생한다

⚡

이쯤에서 떠올려야 할 물리법칙이 있으니, 바로 에너지 보존의 법칙이다. 중학교나 고등학교 때 배운 내용이다.

'닫힌계(closed system) 내에서의 에너지 총량은 변화하지 않는다.'

혈액은 체내라는 닫힌계 내를 순환한다. 코나 눈 등에서 피를 내뿜으며 걸어다니는 사람은 없다. 땀을 흘리고 호흡을 해서 에너지를 적잖이 교환하고 있으니 엄밀하게 말하면 닫힌계가 아니지만, 대체적으로 신체는 닫힌계라고 생각해도 큰 문제가 없다.

인체라는 닫힌계에서는, 혈관이 무수하게 가지를 치고 있다 하더라도, 앞에서의 가정에서처럼 전체 혈관 내에서 발생하는 에너지의 총량은

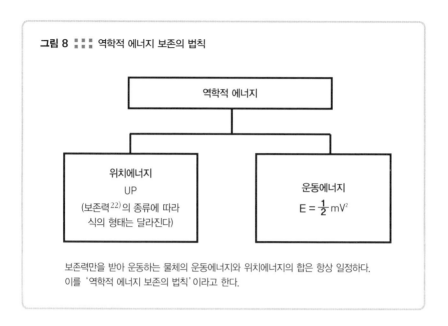

그림 8 ▪▪▪ 역학적 에너지 보존의 법칙

역학적 에너지

위치에너지
UP
(보존력[22]의 종류에 따라
식의 형태는 달라진다)

운동에너지
$E = \frac{1}{2}mV^2$

보존력만을 받아 운동하는 물체의 운동에너지와 위치에너지의 합은 항상 일정하다.
이를 '역학적 에너지 보존의 법칙'이라고 한다.

동일하다[그림 8 참고]. 즉 우리 몸속에서는 혈액이 10만km나 되는 혈관을 달릴 때와 똑같은 양의 에너지가 소비되고 있다는 뜻이다. 여기에 이의를 제기한다면 뉴턴역학 이래의 현대물리학을 부정하는 격이다.

"알았다!"

K가 크게 소리쳤다. 사실 우리는 이 대화를 쓰키지(築地)의 초밥집에서 술을 마시면서 하고 있었다. 다른 손님들이 놀라서 돌아볼 정도로 K의 목소리는 컸다. 내 본심이야 좀 더 야한 이야기를 하며 흥을 내고 싶었

---

22) 보존력 : 입자가 두 점 사이를 움직일 때 두 입자 사이에 보존되는 힘. 자기력, 정전기력, 중력, 탄성력 따위이다. 물체에 작용하여 일을 하는 힘이 보존될 때에 역학적 에너지 보전의 법칙이 성립된다.

지만, K가 체내 정전기에 대해 너무 열성적으로 파고드니 나도 덩달아 술을 마시며 강의를 하게 되었다.

"알았다니, 뭘 알았는데?"

"그러니까, 10만km나 되는 혈관을 혈액이 시속 600만km로 흐를 때와 똑같은 양의 정전기가 몸속에서 발생하고 있다는 소리잖아."

"역시 자네로군. 정답이야."

'정답'이라고 맞장구를 치긴 했지만, '시속 600만km'에 대해 정확하게 설명하기 위해 좀 더 전문적으로 알아볼 필요가 있다. 조금 어려운 설명이 되겠지만 잘 따라와주기 바란다.

여기서는 운동에너지에 관해서 생각해봐야 한다. 혈관이 가지처럼 나뉘어 있지 않을 경우, 10만km를 1분도 안 되는 시간에 흐르는 속도는 앞에서 계산한 그대로이다. 이 때의 운동에너지가, 스페이스셔틀이나 대기권을 뚫고 날아가는 로켓의 속도와도 비교해봤지만, 엄청난 크기임은 충분히 짐작할 수 있다. 이대로라면 심장에 걸리는 부담이나 혈압 또한 상상을 초월하는 엄청난 단위가 되기 때문에 생명이 존재할 수 있을 리 없다. 그래서 이 운동에너지를 되도록 작게 만들기 위해서 혈관이 무수히 가지를 치는 형태로 나뉘었다고 보는 편이 이론상 옳을지도 모른다.

운동에너지의 법칙을 떠올려보자.

운동하는 물체의 운동에너지 E는 질량 m과 속도 V의 제곱에 비례한다. 공식으로 표현하면 $E = \frac{1}{2}mV^2$으로, 유속이 빠르면 빠를수록 운동에너지가 기하급수적으로 커지면서 대량의 체내 정전기를 발생시키게 된다.

천지를 창조한 신은 혈관을 무수히 쪼개놓음으로써 운동에너지를 되도록 작게 줄였고, 정전기가 발생하기 어렵게 인체를 설계했는지도 모른다. 그럼에도 24시간 내내 쉬지 않고 흐르는 혈액이 혈관과 스치면서 대량의 정전기가 발생하고 있음은 틀림없는 사실이다. 적어도 1분 동안 신체를 1바퀴 돈다고 봤을 때 하루에 1440바퀴(60분×24시간)를 일주한다는 계산이 나온다. 당연히 마찰계수도 고려해야겠지만, 무척 작은 수일 것이다. 하늘에서 번쩍이는 벼락은 공기와 공기, 얼음과 얼음이 서로 마찰해서 생긴 정전기 덩어리이다. 이 때의 마찰계수는 혈관과 혈액, 혈액과 혈액의 마찰계수보다도 훨씬 낮다. 그런데도 그렇게나 강력한 벼락이 발생하고 있으니, 혈액의 흐름으로 생긴 정전기는 절대 무시할 수 없는 존재인 것이다.

체내 정전기는 측정이 곤란하지만 표면 정전기는 측정할 수 있다. 정전기는 대전하면 전기장을 발생시킨다. 정전기로 생긴 전기장을 센서가 검지(檢知)해서 정전기의 전압으로 환산해서 표시하는 방법이라면 비접촉으로 정전기를 측정할 수 있다.

스트레스가 지속되면
몸속 정전기의 양도 늘어난다

⚡

　스트레스가 만병의 근원이란 사실은 이미 누구나 아는 상식이 되었다. 그에 비례해 현대인은 항상 스트레스에 노출되어 살아가고, 그 영향으로 암을 비롯한 난치성 질병으로 고통받는 사람도 크게 늘고 있다. 사실 스트레스와 체내 정전기는 매우 밀접한 관계가 있다. 스트레스를 받았을 때 생체 내부에서는 어떤 일이 벌어지는지부터 설명하겠다.

　자율신경이란 말을 들어보았을 것이다. 이 자율신경이 스트레스와 밀접하게 연관돼 있다.

　몸이 조금 안 좋아서 병원을 찾아 검사를 받았지만 눈에 띄는 이상을 발견치 못했을 때 의사는 '자율신경기능이상(과거의 자율신경실조증)'이란 병명을 붙인다. 제법 그럴듯하게 들리지만 속내를 들여다보면 '원인도 치료법도 모릅니다'란 말이나 매한가지이다. 하지만 자율신경기능이상이란 이름 자체는 틀린 구석이 없다. 그 증상들 대부분은 지속된 스트레스로 자율신경의 균형이 무너져 발생하기 때문이다.

자율신경은 인간이 자신의 의지로 조절할 수 없는 불수의(不隨意) 기능을 제어하는 신경이다. 손이나 발은 자신의 의지대로 움직인다. 하지만 심장의 고동은 내 마음대로 속도를 올리거나 늦추지 못한다. 위나 장 같은 내장 역시 자신의 의지로 조절하지 못한다. 이처럼 자신의 의지로 조절하지 못하는 순환, 호흡, 소화, 발한, 체온 조절, 내분비, 생식, 대사 같은 기능이 자율신경의 조절을 받는다. 자율신경이 이상을 일으키면 안정된 상태에도 심장이 세차게 뛰거나 갑자기 땀을 흘리거나 과호흡에 빠지거나 몸이 달아오르거나 잠을 자지 못하거나 한다. 공황장애라 불리는 심신증도 거의 비슷한 증상을 보인다.

자율신경에는 교감신경과 부교감신경이 있다. 교감신경은 몸을 흥분시킨다. 반대로 부교감신경은 이완 상태를 만든다. 스트레스를 받으면 긴장 상태가 되는데, 이 때는 교감신경이 우위에 선다. 교감신경이 우위에 서면 심박수가 증가하고, 호흡이 얕고 빨라지며, 혈압이 올라가고, 근육이 긴장한다. 산 속을 걷다가 곰과 마주친 장면을 상상해보자. 엄청난 스트레스 상황이다. 이 때 심장은 쿵쿵쿵 뛰고 호흡은 빨라진다. 공포로 머리카락이 쭈뼛 선다. 싸우거나 도망칠 태세를 갖추기 위함이다.

한편 부교감신경의 예로는 온천에 들어간 사람들이 휴우~ 하고 길게 숨을 내쉬는 모습을 떠올리면 된다. 심박도 느려지고 잠이 솔솔 온다. 이때가 부교감신경이 우위에 선 이완 상태이다.

우리 몸은 아침에 눈을 뜨면 교감신경도 같이 깨어나 긴장감 속에 일을 하고, 저녁부터 밤 동안에는 부교감신경의 영향을 받아 잠들 준비를 한다. 나는 새벽 5시까지 연구를 하다가 아침에 자는 생활을 25년이나 계속해왔다. 그래서 그 리듬이 몸에 익었다. 하지만 이는 나만의 특수한 스타일일 뿐 일반인에게는 낮에 일하고 밤에 자는 라이프스타일을 추천한다.

스트레스를 받으면 혈관이 수축되면서 혈압이 올라간다. 마당에 물을 뿌리면서 호스 끝을 꽉 눌러 쥐면 세찬 기세로 물줄기가 쭉 뻗는다. 스트레스를 받았을 때의 혈관은 꽉 쥔 호스 상태라고 보면 된다. 흐름이 거세진다. 유속이 빨라지면 운동에너지도 커지는 원리는 앞에서 설명한 대로다. 즉 혈액과 혈관벽 사이의 마찰이 갑자기 커지면서 당연히 정전기의 양은 늘어나게 된다. 스트레스가 계속되면 혈관 내부는 매우 큰 마찰에 지속적으로 노출되기 때문에 이완했을 때와는 비교도 안 될 정도로 많은 정전기가 발생한다.

현대인은 지속적인 스트레스 상황에서 산다. 아침에는 만원 버스나 지하철을 이용해 출근 혹은 등교하고, 낮에는 회사나 학교에서 일 혹은 공부를 하느라 긴장하고, 저녁에는 늦게까지 잔업이나 야간 학습에 시달린다. 교감신경이 활성화된 상태가 내내 이어지는 것이다. 하루 종일 긴장 상태로 있다 보니 밤에 집에 돌아와서도 긴장을 풀지 못해 쉽게 잠들지 못하는 경우도 많다. 이 정도면 대량의 체내 정전기가 지속적으로 발생한다고 봐도 좋을 상황이 아닌가.

　"스트레스를 지속적으로 받으며 생활하면 면역력이 떨어진다는 이론을 책에서 본 적이 있어."

　K는 정말 아는 것도 많다. 그 이론은 림프구와 자율신경의 관계를 밝힌 니가타(新潟)대학교 아보 도오루(安保徹) 교수의 학설인데, 정전기 측면에서 봐도 스트레스는 건강의 큰 적이 확실하다.

몸속의 정전기는
지방에 쌓인다

⚡

　조금 어려운 내용까지 설명했는데도 K의 체내 정전기에 대한 열정은 식지 않았다. K의 얼굴이 시뻘게진 이유는 술 때문만은 아니란 생각이 들었다. 어느 정도까지만 이해를 하고 나면 체내 정전기만큼 재미있는 주제도 없다. K가 바로 그 단계에 도달한 듯 보였다. 독자 여러분도 K처럼 뒷얘기를 궁금해하시면 좋겠다. '몸속에 정전기가 쌓인다고? 아직 모르겠어'라고 의심하는 분은 조금만 더 참고 읽어주셨으면 한다. 얼마 안 가 K처럼 열정 스위치에 불이 들어올 테니 말이다.

　이제는 혈액의 흐름 때문에 대량으로 발생한 정전기는 어떻게 되는지 알아보자.

정전기란 문자 그대로 조용한 전기, 즉 한 곳에 머물러 있는 전기를 가리킨다. 소위 도선을 흐르는 전기는 움직이는 전기이므로 동전기(動電氣)라고 부르기도 한다. 정전기는 절연체에 쌓인다.

"절연체라…. 우리 몸속에서 전기가 통하지 않는 건 뭐가 있을까?"

K가 진지한 얼굴로 생각에 잠긴다. 그리고 초밥 하나를 집어 우물우물 씹더니 말한다.

"물?"

여러분의 생각은 어떠한가? 비가 와서 생긴 물웅덩이에 전깃줄이 늘어져 있으면 절대 그 물에 몸이 닿아선 안 된다는 경고를 들은 기억이 있을 것이다. 그 웅덩이에 발을 딛기라도 했다간 확실하게 감전된다. 그 말인즉슨, 물은 전기가 통한다는 뜻이다.

더 정확하게 말하면, 100% 순수한 물은 전기가 통하지 않는다. 그런 의미에서 본다면 K의 말은 정답이다. 하지만 일반적으로 말하는 물에는 다양한 불순물이 섞여 있다. 더욱이 인간의 체액에는 각종 물질이 함유돼 있기 때문에 그 물질을 통해 전기가 흐른다. 그러므로 물이 절연체라는 K의 대답은 틀렸다!

"그럼 뭐지?"

"몸속에 잔뜩 있는 게 있잖아. 나 같은 배불뚝이한테 엄청 많지."

여기까지 말하면 짐작이 갈 것이다. 그렇다, 지방분이다! 지방이나 글리세린은 전기가 통하지 않는다. 이런 물질을 절연체라고 한다. 그러니 체내에서 발생한 정전기는 지방이나 글리세린에 차곡차곡 쌓인다. 배 주위의 지방, 특히 내장에 쌓인 지방은 매우 위험하다.

여기까지 설명했더니 K는 무릎을 탁 치면서 말했다.

"그 말은 그럼…. 옳거니! 그러니까 대사증후군을 조심하라는 말이지? 정전기가 복부 지방에 잔뜩 쌓이니까. 지금까지 대사증후군이 왜 나쁘다는 건지 몰랐는데 이제 알겠어. 그럼 자네도 위험하잖아."

K는 위풍당당한 내 배로 시선을 던졌다.

"알고는 있는데 말야…."

나는 웃음으로 얼버무렸다. 대사증후군인 사람은 일반적으로 체중도 꽤 나가기 때문에 심장에서 내보내는 혈액의 양도 많아져서 운동에너지가 커진다. 즉 정전기 자체의 발생량도 늘어나는 데다 지방에 잔뜩 쌓이기까지 한다. 몸에 좋을 리 없다.

대사증후군이 나쁘다는 이유가 정전기 하나만은 아니지만, 큰 비중을 차지하는 건 맞다. 체내 정전기의 위험성을 처음 제기한 사람으로서 신경을 써야겠다고 잠시나마 반성한다.

정전기가 몸속에서 아무리 많이 발생해도 그 때마다 몸 밖으로 흘려보내기만 한다면 큰 문제는 없다. 문제는 정전기가 축적될 때다. 다시 말하지만, 정전기는 지방이나 글리세린에 쌓인다. 지방은 배 주변을 비롯해 우리 몸 전체에 존재한다. 일례로, 적혈구나 혈관벽의 세포에는 지방과 글리세린 양쪽 모두 대량 함유돼 있다. 혈류 때문에 생긴 정전기는 접지나 미네랄로 중화되지 않는 한 적혈구의 세포막과 혈관벽에 차곡차곡 쌓인다.

부종은 정전기가 쌓여서
생기는 현상이다

⚡

한 달 뒤, K와 다시 만났다. 이번에도 쓰키지의 초밥집에서 강의를 하게 되었다. 둥그스름한 얼굴에 붙임성 좋은 주방장은 우리를 똑똑히 기억하고 있었다.

첫 방문 때 붕장어를 주문하면서 내가 물었다.

"붕장어는 어디서 잡은 게 제일 맛있소?"

"거야 물론 도쿄 만(東京灣)이지요."

주방장의 대답에 나는 딱 잘라 말했다.

"무슨 소리! 이세 만(伊勢灣)이 최고지. 알아두시오."

내 연구소가 이세 만 근처에 있어서 매일같이 어부들이 갓 잡은 신선한 생선을 공급받고, 가끔 짬이 나면 내가 직접 배를 타고 바다로 나가 낚시를 하기도 한다.

"1년에 300일은 생선을 먹는 내가 하는 말이니 틀림없소."

고향 자랑을 섞어 말하자 주방장은 살짝 불쾌한 얼굴을 했었다. 하지만 내가 초밥과 관련된 지식을 이것저것 풀어놓자 '어라, 이 손님 보통이 아닌데'라고 생각한 듯 두 번째 방문부터는 내 말에 순순히 수긍해주었다.

주방장의 둥근 얼굴을 보고 떠올린 생각은 아니지만, 체내 정전기가 세포에 쌓였을 때 나타나는 폐해 중 하나로 '부종'이 있다. 부종은 그 뒤에 다양한 질병이 숨어 있거나 혹은 질병이 나타나는 원인이 되기 때문에 주의가 필요하다.

요즘 얼굴을 작게 만드는 미용법이 유행인데, 굳이 어려운 방법을 동원할 필요가 없다. 몸속에 쌓인 정전기를 빼면 붓기가 빠지면서 불과 몇십 초 만에 작아진 얼굴을 확인할 수 있다. 얼굴이 작아지는 약품도 있는데, 약품을 쓸 경우 피부가 방어벽으로 작용하기 때문에 아무리 분자량이 작다 해도 몇십 초 만에 체내로 들어가는 일은 불가능하다. 피부의 조직은 그림 6(33쪽)에서 보듯이 겹겹의 구조로 돼 있어 바이러스나 세균 같은 자극이 체내로 들어오지 못하도록 방어하기 때문이다.

하지만 정전기는 전기라서 적절한 방법만 쓴다면 순식간에 제거할 수 있다. 그래서 혈관이나 그 주위에 쌓인 정전기를 제거하면 놀랄 정도로 얼굴이 작아진다.

작은 얼굴을 원한다면 화장품을 바르는 방향에도 신경 써야 한다. 모

그림 9 ::: 화장할 때의 방향

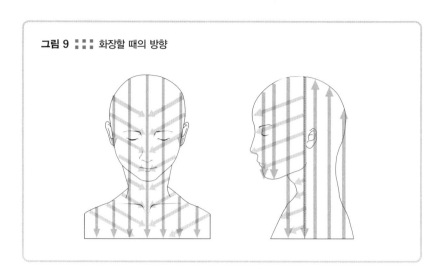

든 화장품은 그림 9처럼 신경 전달 방향을 따라 바르는 것이 바람직하다. 이 방향대로 바르지 못할 경우에는 최소한 마지막에 신경 전달 방향으로 바람을 맞아준다. 손이나 부채로라도 상관없다. 이 습관이 피부를 젊게 유지하는 데 굉장히 중요하다.

신경 전달 방향을 중시하는 이유는 신경세포는 100㎷의 전류로 근육을 움직이는데, 이 흐름에 거스르지 않고 화장품을 바르면 전류가 원활히 흐르게 되고 그 결과 근육에 탄력이 생겨서 피부를 꽉 조여주기 때문이다. 신경 전달은 뇌를 기점으로 몸의 앞쪽을 지나 전신으로 뻗어나가며 뇌의 명령대로 몸을 움직이고, 몸의 등 쪽을 통해 뇌로 되돌아온다. 즉 안면은 위에서 아래로 전류가 흐른다[그림 10 참고].

중력에 거슬러서 안에서 바깥쪽으로, 아래에서 위로 쓸어올리는 화장법을 정석으로 받아들이는 여성들이 많은데, 이는 잘못된 방법이다. 중력은 24시간 내내 작용하기 때문에 늘어진 피부를 추켜올리고 조이려면 마사지만으로는 매우 어렵고 무리가 따른다.

　말이 나온 김에 사례 하나를 소개한다. 이와테 현(岩手県)의 기쿠치 나오미(菊池直美) 씨가 정전기를 빼기 전과 뺀 후에 어떤 변화가 생겼는지를 사진으로 찍어 보내왔다. 미네랄을 섭취하고, 물을 뿌린 흙 위를 걷고, 이온화 미네랄이 주성분인 로션을 그림 9의 방향으로 발랐더니 10분 만에

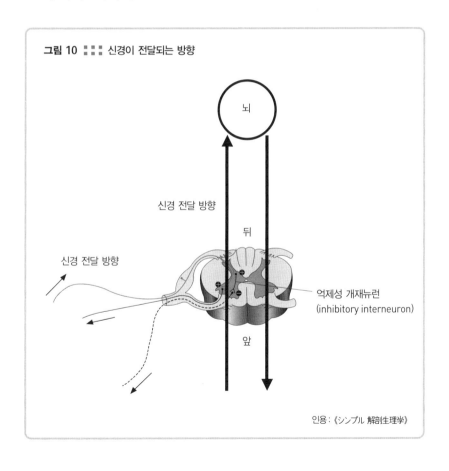

그림 10 ▪▪▪ 신경이 전달되는 방향

뇌

신경 전달 방향

뒤

신경 전달 방향

억제성 개재뉴런
(inhibitory interneuron)

앞

인용: 《シンプル 解剖生理学》

사진 3 ::: 정전기를 빼기 전(왼쪽)과 뺀 후(오른쪽)

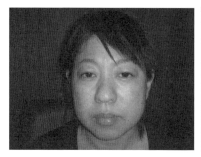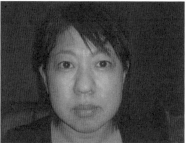

놀랄 정도로 눈이 커지고 부석부석했던 입술이 작아졌다[사진 3 참고]. 이 사진으로 정전기와 부종의 관계를 이해했길 바란다.

부종에 관해서 조금 더 살펴보자. 대량으로 발생한 정전기가 혈관벽에 쌓이면서 혈관벽이나 적혈구의 표면이 음전하 혹은 양전하로 기울면 혈관벽 여기저기에 물 분자 덩어리가 생겨난다.

"물이 달라붙는다고?"

K는 이해가 안 간다는 표정을 지었다.

"물 분자는 양(+)극과 음(-)극을 갖고 있지. 산소와 수소가 결합하면 물이 되는데, 이 둘의 결합 형태가 일직선이 아니라는 건 알고 있겠지? 그게 바로 포인트야. 104.45°란 각도로 결합하기 때문에 산소 부분은 음극을, 수소 부분은 양극을 띠게 돼. 이산화탄소의 경우는 산소와 탄소가 일직선으로 배열된 덕분에 양극과 음극이 상쇄되어 극성을 지니지 않고."

물은 알면 알수록 신기한 물질이다. 온도에 따라 상태가 변하고, 모든 물질을 녹이며, 생명의 근원이 된다. 어쨌거나 그 오묘함은 지구상에 존재하는 물질 중에서 최고가 아닐까 한다. 물의 불가사의는 산소와 수소가 결합한 각도에서 나온다고 나는 생각한다. 이 절묘한 각도 때문에 인체 내에서도 양극과 음극을 띠고서 다양한 영향을 미친다.

체내 정전기가 발생해서 혈관벽의 지방에 쌓였다고 하자. 양성 정전 기가 다량으로 발생하면 혈관벽은 양전하로, 음성 정전기가 많을 때는 혈관벽은 음전하로 대전된다. 혈관벽이 양전하가 되면 물 분자의 산소 쪽(음극)이, 음전하를 띠면 수소 쪽(양극)이 달라붙는다. 정전기가 쌓이면 쌓일수록 달라붙는 물 분자의 양은 많아지고, 당연히 혈관 내벽은 좁아 진다. 원래대로라면 혈관은 시알산의 영향으로 음전하로 대전되기 때문 에 쿨롱력23)이나 수소결합24)이 작용해서 물 분자의 양극인 수소 쪽이 생 리적으로 달라붙겠지만, 시알산의 음전하는 정전기와 비교가 안 될 정 도로 작다.

정전기가 발생해서 물 분자가 혈관벽에 달라붙으면 내경이 좁아진 혈 관을 혈액이 통과하려다가 병목현상이 일어나 혈관이 부푼다. 그리고 혈 관이 부풀면 혈관 내피세포의 틈새가 벌어져서 수분이 밖으로 배출되기 쉬워진다.

---

23) 쿨롱력(Coulomb's force) : 쿨롱의 법칙에 따라 전하 입자가 다른 전하 입자에 미치는 정전적(靜電 的)인 인력 또는 반발력

24) 수소결합 : 전기 음성도가 큰 원자에 결합되어 있는 수소와 분자 내에서 또는 다른 분자의 전기 음성도가 큰 원자 사이에 만들어지는 약한 화학 결합. 증발열, 유전 상수, 적외선이나 자외선의 흡수 따위에 영향을 준다. 물 분자의 결합, 폴리펩타이드 사이의 결합, DNA의 염기쌍의 형성 따 위가 있다.

또 혈관벽 바깥쪽은 정전 유도에 의해 반대 전하로 대전된다. 혈관 안쪽이 음전하라면 혈관 바깥쪽은 양전하가 되는 식이다. 책받침과 머리카락 이야기를 할 때 잠깐 다뤘는데, 정전 유도는 문자 그대로 '대전체(帶電體)와 가까이 있는 물체의 표면으로 그 대전체를 끌어당기려는 작용'을 말한다. 대전된 물체 근처로 도체를 가까이 가져가면 대전체와 마주한 도체의 면에 대전체와 반대 극성의 전하가 모인다. 즉 정전 유도 때문에 대전체와 중성전하(0V)였던 물체 사이에 서로 끌어당기는 힘이 생겨서 두 물체는 서로 달라붙는다. 책받침이 음전하로 대전돼 있으면 머리카락은 양전하가 되어 책받침에 달라붙는다. 대전체의 대전량이 크면 클수록, 또 대전체와 도체 사이의 거리가 가까우면 가까울수록 더욱 강한 힘이 작용한다. 도체든 절연체든 상관없이 정전 유도 현상은 일어난다.

정전 유도 현상 때문에 밖으로 빠져나온 수분도 혈관의 바깥쪽에서 혈관벽에 달라붙게 된다. 이것이 부종의 정체다[그림 11 참고].

부종일 경우, 정전기를 빼내면 어떻게 될까? 덩어리를 이루고 있던 물 분자가 뿔뿔이 흩어진다. 혈관 안쪽의 물 분자는 혈류를 타고 흘러가고, 바깥쪽의 물 분자도 하나하나 흩어져서 혈관에 흡수되어 마찬가지로 흘러가버린다. 어려운 방법을 쓸 필요 없이 정전기만 빼내도 부종은 사라지고 얼굴은 반드시 작아진다.

"그래. 혈관의 안쪽과 바깥쪽에 물 분자가 달라붙는단 말이지? 혈관 내경도 좁아진 데다 적혈구까지 자기들끼리 뭉쳐 있으니 혈류는 나빠지겠군."

K는 회를 집어 먹으며 고개를 주억거렸다.

"당연히 혈관이 막히는 원인이 되지."

"그거 무서운데."

특히 뇌는 가장 혈류가 많은 부위이며, 심장 근처는 혈액을 드나드는 장소라서 혈액의 흐름도 빠를 테니 정전기도 가장 많이 일어난다. 이런 곳에 부종이 생겨서 혈관이 좁아지거나 막힌다면 뇌경색, 협심증, 심근경색이 일어난다 해도 이상한 일이 아니다.

좁고 불편한 자리에 오래 앉아 있어서 생기는 이코노미클래스증후군도 '체내 정전기가 쌓인다→부종→혈류가 나빠진다'의 과정을 거쳐 일

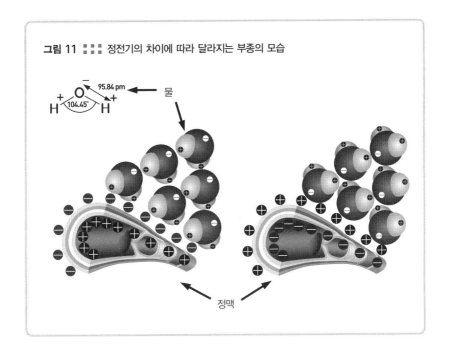

그림 11 ::: 정전기의 차이에 따라 달라지는 부종의 모습

어난다. 목숨이 걸린 중차대한 사건으로 발전하는 경우도 있으니 예방이 중요하다. 수분을 많이 섭취하고, 요의를 느끼면 화장실에 가는 방법이 제일 좋다. 발끝을 움직이거나 고관절을 주무르는 방법도 효과적이다.

이쯤에서 자주 나오는 질문이 "물을 마시면 오히려 더 붓지 않을까?"이다. 몸이 부으면 사람들은 수분을 줄여서 부종을 해소하려고 하는데, 이는 오히려 역효과를 내는 방법이다.

수분을 섭취량이 적으면 체내의 생리적 수분 농도가 진해지고, 그 농도가 0.8~0.9%를 넘으면 생명이 위험에 처한다. 이렇게 농도가 진한 혈액을 순환시킬 수는 없는 노릇이니, 인간의 몸은 농도가 진한 혈액이 심장으로 유입되지 않도록 정맥판막을 닫아 흐름을 막기 때문에 발에 그 끈적끈적한 혈액이 고인다. 몸에는 지켜야 할 장소에 우선순위가 있는데, 발은 우선순위가 낮기 때문에 몸에 독성이 있는 물질을 그 곳으로 몰아넣는다(독사에게 발을 물렸을 때, 물린 장소에서 심장에 가까운 쪽의 정맥판막은 그 즉시 닫힌다). 즉 물을 마시지 않으면 농도가 진한 혈액이 다리 쪽에 고이는데, 이것이 부종의 원인이기도 하다.

여기에 더해 적혈구 표면은 체내 정전기 때문에 전하가 뒤섞인 상태다. 그렇다 보니 음전하를 띤 적혈구와 양전하의 적혈구가 달라붙어서 염주 모양이나 덩어리 형태로 뭉쳐 다닌다. 그러므로 비행기를 탈 때는 물을 많이 마시고(술이나 주스도 상관없다. 되도록 미네랄 성분이 많은 음료를 추천한다) 소변도 자주 배출해야 한다는 점을 명심하자.

동맥경화도 체내 정전기가
축적되어 생긴다

⚡

체내 정전기는 혈관 자체도 나빠지게 만든다. 동맥경화가 진행된다는 뜻이다. 우리의 몸은 어느 부위든 혈액에서 영양을 공급받는다. 그러므로 혈액의 성상(性狀)이 나빠지면 각 장기는 건강을 잃고 몸은 병에 걸린다. '사람은 동맥과 함께 나이를 먹는다'라는 말이 있듯이, 건강하게 장수하기 위해서는 혈관의 건강이 중요하다.

혈관의 노화, 즉 동맥경화를 예방하려면 칼슘을 충분히 섭취해야 한다고들 말한다. '동맥경화는 칼슘으로 시작해서 칼슘으로 끝난다'라는 말이 있는데, 내 생각에 '동맥경화는 체내 정전기로 시작해서 체내 정전기로 끝난다'고 해야 맞지 않나 싶다.

일반적으로 동맥경화는 콜레스테롤을 과잉 섭취해서 생긴다고 알려져 있다. 하지만 내 생각은 다르다. 혈관 내막과 중막 사이에는 내탄성판(內彈性板)이 있는데, 이 곳에서 콜레스테롤의 진입을 튕겨낸다. 그리고 대략 5세 무렵부터 동맥벽에 조금씩 칼슘이 침입하기 시작하고, 나이가 들

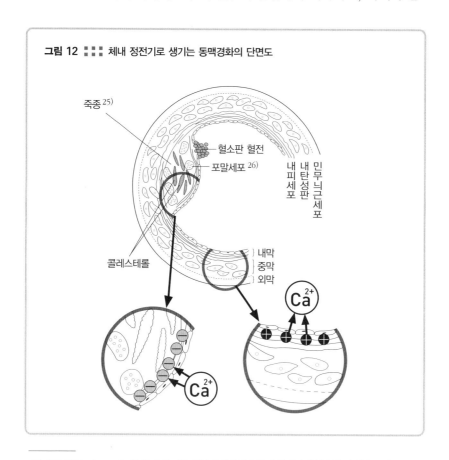

그림 12 ::: 체내 정전기로 생기는 동맥경화의 단면도

---

25) 죽종(粥腫, atheroma) : 혈액 내의 지질 성분이 혈관벽에 붙어 쌓이면서 죽처럼 달라붙는 것

26) 포말세포(Foamy cell) : 세포질 내에 잘 발달된 작은 거품으로 말미암아 세포질이 넓고 거품 모양으로 밝게 보이는 세포

수록 혈관의 칼슘 양도 갈수록 증가한다. 내탄성판을 비롯해서 혈관에 탄성을 제공하는 물질이 엘라스틴인데, 여기에 칼슘이 침착되면서 탄성을 잃어버린다. 즉 동맥경화는 콜레스테롤이 많아서 걸린다기보다는 애초에 정전기 때문에 끌려온 칼슘이 마중물 역할을 해서 콜레스테롤을 진입시킨다고 보는 편이 옳다[그림 12 참고].

또 혈관벽은 적혈구 표면과 마찬가지로 시알산으로 코팅돼 있다. 시알산은 생리적으로 음전하로 대전된다. 칼슘이온은 양전하로 대전된 상태이기 때문에 당연히 혈관벽에 생리적으로 끌려간다. 다른 양이온도 끌려가지만, 양적으로 칼슘이온이 가장 많기 때문에 칼슘이 제일 큰 영향을 준다. 시알산의 음전하에 더해 혈관벽까지 음전하를 띠게 되면 칼슘의 진입 속도는 더욱 가속된다.

또 적혈구 등의 세포 표면은 세포막으로 덮여 있다. 세포막은 반투막의 성질을 지닌 두께 7.5나노미터의 막이다. 세포막은 인지질 이중층의 사이사이에 콜레스테롤과 단백질, 당지질이 삽입된 구조이니 모든 세포는 사방이 지질로 뒤덮여 있다고 봐도 무방하다. 인지질 이중층은 절연체라서 정전기가 쌓이는 장소이다. 또한 물이나 이온은 통과시키지 않지만 O_2나 CO_2는 자유로이 통과한다[그림 13 참고].

세포 표면의 당사슬이 맡은 작용은 다음의 6가지다.

① 세포 간 정보 교환
② 세포 내외의 연락 : 영양분의 흡수와 노폐물의 배출

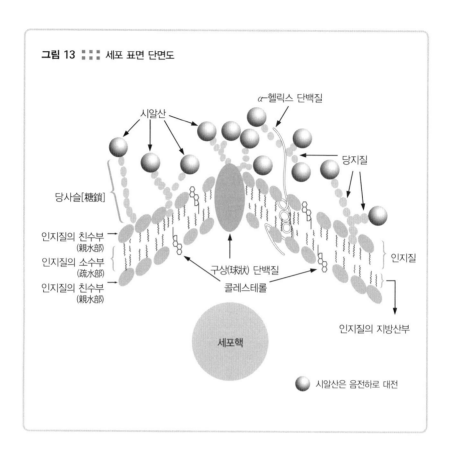

그림 13 ::: 세포 표면 단면도

α–헬릭스 단백질

시알산

당지질

당사슬[糖鎖]

인지질의 친수부
(親水部)

인지질의 소수부
(疏水部)

인지질의 친수부
(親水部)

구상(球狀) 단백질

콜레스테롤

인지질

인지질의 지방산부

세포핵

시알산은 음전하로 대전

③ 조직의 형성

④ 세포 밖에서 온 정보의 수신 : 독소가 들어오면 당사슬이 이를 감지

⑤ 세균이나 바이러스 등의 감염 부위 : 세균이나 바이러스는 일단 당
사슬과 결합한 뒤 세포 내로 진입한다.

⑥ 이물질의 인식과 기억 : 전형적인 예가 수정란이다. 난자에 정자
하나가 들어오면 나머지 정자들은 이물질로 인식된다. 이것은 시

알산의 작용 때문이다. 또한 시알산은 기억에도 관여한다고 알려져 있다.

또한 시알산유도체의 생리활성은 다음과 같다.

① 항염증, 거담작용 : 급성 독성은 없다.
② 암세포 전이 억제 : 불소가 더해진 시알산유도체에는 면역 조정 작용(시알산 전이 효소 저해 작용)이 있다.
③ 신경세포의 증식 : 시알산유도체에는 신경 성장 인자의 270배에 달하는 작용이 있다.

이처럼 시알산은 다방면에 영향을 미친다. 신경세포와의 관계는 치매의 예방과 치료에 시알산이 긍정적인 영향을 미치리란 점을 시사한다. 하지만 시알산도 정전기가 쌓이면 미약하게 음전하를 띠던 균형이 깨져서 본래의 위력을 발휘할 수 없게 된다.
혈관벽에 쌓인 정전기는 칼슘을 끌어당겨서 동맥경화의 원인이 될 뿐만 아니라 시알산의 작용을 방해해서 치매와 같은 질병의 원인이 되는 등 이중의 악영향을 끼친다.

간수(마그네슘)로
협심증과 심근경색을 예방한다

⚡

    동맥경화가 있는 사람은 협심증이나 심근경색을 걱정한다. 협심증과 심근경색은 심장에 혈액을 공급하는 혈관인 관상동맥이 좁아지거나 부분적으로 막혔을 때 일어나는데, 심장이 위험하다는 경고이기도 하다. 그러므로 조짐이 보였을 때 큰일로 번지지 않도록 협심증 단계에서 대책을 세워둘 필요가 있다.

    협심증과 심근경색은 3개의 관상동맥 중 어느 하나라도 60% 이상 막힌 상태에서 육체적으로 과도한 작업을 하거나 스트레스를 받거나 과식을 하는 등 심장의 박동이 갑자기 늘어나면서 발생한다. 이 때 심근은 좁아진 혈관이 운반할 수 있는 양 이상의 영양분과 산소를 필요로 하기 때문에 결국 혈액 부족에 빠져 협심증 혹은 심근경색 발작을 일으키는 것이다[그림 14 참고]. 그러니 과도한 작업이나 과식 등 심장의 박동이 늘어나는 활동을 한 뒤에는 심근이 필요로 하는 영양과 산소가 충분히 공급될 때까지 휴식을 취해야 한다.

또 하나 정말 무서운 상황은 자고 있을 때 협심증이나 심근경색 발작이 일어나는 것이다. 이는 관상동맥의 경련 탓에 동맥이 일시적으로 막히면서 발생하는데, 혈액 공급이 중단되기 때문에 통증을 느낀다. 이런 발작은 동맥경화가 없는 사람에게도 일어난다고 하니 누구나 돌연사할 가능성이 있다고 할 수 있다. 관상동맥의 경련이 왜 일어나는지는 밝혀지지

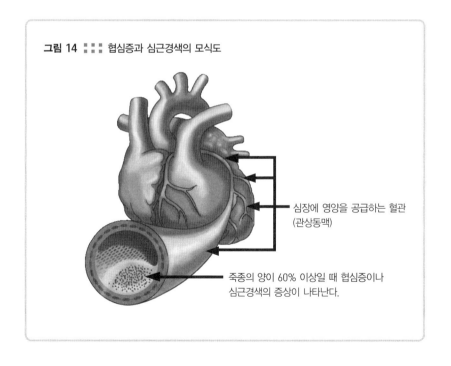

그림 14 ::: 협심증과 심근경색의 모식도

심장에 영양을 공급하는 혈관
(관상동맥)

죽종의 양이 60% 이상일 때 협심증이나
심근경색의 증상이 나타난다.

않았다. 하지만 심장 또한 고작 100㎷의 명령을 받아 움직인다는 점을 떠올리면 체내 정전기의 대전 때문에 명령이 엉키고 혈액이 원활하게 흐르지 못하게 되어 경련이 일어났음을 충분히 짐작할 수 있다.

이럴 때는 어떻게 대처하면 좋을까? 황산마그네슘 주사를 놓으면 발작은 1~2분이면 진정된다. 관상동맥의 발작은 관상동맥 부근의 조직이나 혈중에 마그네슘이 부족해 일어나기 때문이다.

여기에 협심증과 심근경색을 예방하는 힌트가 있다. 황산마그네슘이나 염화마그네슘은 쉽게 말해서 간수다. 간수라는 말에 두부를 연상하는 사람도 많을 것이다. 간수에는 단백질을 응고시키는 작용이 있다. 그래서 두부를 굳힐 때처럼 우리 몸도 응고시킨다고 해서 건강에 나쁘다는 견해도 있다. 하지만 나는 단백질을 응고시킨다는 단점을 감수하고서라도 관상동맥의 경련을 방지하는 것이 더 중요하다고 생각한다. 적당한 운동과 함께 이온화된 마그네슘을 섭취하면 협심증과 심근경색의 40%는 진행을 늦추거나 회복시킬 수 있다. 때로는 장애 부위로 영양을 보급(補給)하는 곁순환[27], 이른바 천연 바이패스가 생기는 경우도 있다고 하니 간수 등으로 매일 마그네슘을 보급하는 습관이야말로 심장을 지키는 길이라 할 수 있다.

마그네슘은 미네랄이다. 미네랄 섭취는 체내 정전기를 제거한다는 점

---

27) 곁순환 : 혈액 일부의 내강(內腔)이 막히거나 좁아질 때 주변에 연결되는 작은 혈관을 지나서 이루어지는 비정상적인 혈액 순환. 특히 정맥에 많다. 측부순환(側副循環)이라고도 한다.

에서도 매우 중요하다. 미네랄이 왜 중요한가 하면, 체내로 들어온 미네랄은 물에 녹아 이온화되는데 바로 이 이온화 미네랄이 정전기를 중화시키기 때문이다. 이온이 아닌 홑원소물질로 존재하는 미네랄은 이물질로서 우리 몸에 해를 끼치기 때문에 반드시 이온화 형태로 섭취해야 한다.

다만 심장의 건강을 위해서는 아무리 미네랄 성분이 풍부하다 하더라도 염분을 과잉 섭취해서는 안 된다는 점에 주의하자. 과도한 염분은 혈관벽을 붓게 해서 혈압을 상승시키기 때문에 심장에 부담을 준다.

담배 역시 '담배 협심증'이란 말이 있을 정도로 심장에 해를 끼친다. 담배는 혈중 혈소판을 응고시키고 혈관벽에 지방이 쌓이는 것을 촉진해서 관상동맥의 경련을 조장하기 때문이다.

칼슘길항제는 효과적인 경련억제제이다. 칼슘(수축에 필요한 요소)이 심근으로 과다 유입되는 현상을 억제하기 때문이다. 제1장에서도 설명했지만, 담배 연기는 공기와의 마찰로 음전하로 대전된다. 연기가 직접 체내로 흡수되지는 않지만 연기에 함유된 니코틴이나 타르 역시 공기와의 마찰로 음전하로 대전되기 쉽다. 담배를 피우면 음전하로 대전된 니코틴이나 타르의 영향으로 심장도 음전하로 대전될 가능성이 커진다. 심장이 음전하로 대전되면, 앞에서 설명했듯이 동맥경화가 촉진된다. 마찬가지로 칼슘은 양전하로 대전되기 때문에 음전하로 대전된 심장에 끌려가게 된다. 즉 칼슘길항제와 반대되는 작용을 하게 되어 심장 경련을 조장할 가능성이 크다.

하지만 협심증이 생겼다 해서 낙심할 필요는 없다. 이제부터 어떻게 섭생하느냐에 따라 건강한 몸을 되찾을 수 있다. 염분의 과잉 섭취를 피하고, 담배를 끊고, 미네랄이 풍부한 현미와 곡물·녹황색 채소·해조류·두부 등을 중심으로 식사를 하고, 심장에 부담을 주지 않을 정도로 운동하는 습관이 중요하다. 다만 어떤 병이건 개인차가 있기 마련이니 전문의의 지도하에 실천하기 바란다.

체내 정전기는 우리 몸에
독처럼 작용한다

⚡

뜬금없게 느껴지겠지만, 복어나 전갈이 지닌 독에 대해 이야기해보자. 독과 정전기는 아무 관계가 없어 보이지만 세포 단위에서 보면 매우 흥미로운 공통점이 발견된다. 정전기가 쌓였을 때 생기는 두 번째 폐해가 '독성'이기 때문이다. 잘 알고 있듯이, 복어독은 일단 중독되면 죽음을 초래할 수 있는 맹독이다.

"독이 몸속에 들어오면 왜 죽는지 아나?"

K에게 질문했다.

"흔히들 세포가 죽어버린다든지 신경이 마비돼서라고 하던데."

얼추 맞게 대답했다. 독의 작용을 알려면 세포에 대해 좀 더 알아둘 필요가 있다.

세포가 정상적으로 기능하려면 세포 안쪽의 칼륨이온과 세포 바깥쪽에 있는 나트륨이온의 역할이 매우 중요하다. 칼륨이온과 나트륨이온은 절묘한 균형을 유지하며 세포 안팎을 넘나듦으로서 약 100㎷의 활동전위[28]를 발생시키는데, 그 덕분에 신경세포는 정보를 전달하고 일반 세포는 에너지를 생산한다. 자세한 내용은 다음 장에서 설명하겠으니, 여기서는 세포는 세포 안쪽의 칼륨이온과 세포 바깥쪽의 나트륨이온이 들락날락하면서 균형을 유지해야 한다는 점만을 기억하자.

그리고 세포막에는 나트륨이온만을 통과시키는 장소(막단백질)와 칼륨이온만을 통과시키는 장소가 있다. 이를 전문용어로 이온통로(Ion Channel)라고 부른다. 복어독인 테트로도톡신(tetrodotoxin)은 청산가리의 약 850배나 되는 독성을 지닌다. 이 독이 몸 안으로 들어오면 세포는 급격히 죽는다. 그 원인은 테트로도톡신이 나트륨이온의 출입구인 나트륨이온통로를 차단해버리기 때문이다. 나트륨이온통로가 차단되면 신경세포는 정보 전달에 필요한 전위를 만들 수 없게 되고 일반 세포는 에너지를 생산할 수 없게 되기 때문에 결과적으로 몸에 마비가 와 움직일 수 없게 되어 마침내는 사망한다.

한편 전갈독인 카리브도톡신(Charybdotoxin)은 나트륨이온통로를 활

---

28) 활동전위 : 생물체의 세포나 조직이 활동할 때에 일어나는 전압의 변화. 흥분 부위와 정지 부위의 전위차에 의하여 활동전위가 움직인다.

짝 열어놓기 때문에 세포 내로 나트륨이온이 대량 유입된다. 그 영향으로 세포 안팎의 이온 균형이 급격히 붕괴되어 신경세포에서는 이상전위(異常電位)가 발생하고 신경회로가 합선된다. 그 결과 복어독을 먹었을 때와 마찬가지로 몸이 마비되면서 사망에 이른다. 이처럼 복어독과 전갈독은 그 작용 메커니즘이 정반대이다.

"사실은 말이지, 몸속에 정전기가 쌓여도 같은 일이 일어나."

"뭐야!?"

K는 놀란 나머지 말문이 막힌 듯했다.

독을 전문으로 다루는 학문을 독성학(毒性學)이라고 한다. 독성학에서는 거의 모든 물질에 많든 적든 독성이 있다고 본다. 예를 들어 설탕이나 식염도 대량 섭취하면 위험할 수 있다. 하지만 이들을 독이라고 하지는 않는다. 독은 대개 독물이나 극물에 상당할 정도의 독성이 있는 물질을 가리키기 때문이다.

그런 의미에서 정전기를 독이라고 하면 말이 안 된다고 할지도 모르나, 몸에 쌓인 정전기가 세포에 어떤 영향을 미치는지를 살펴보면 복어나 전갈의 독과 그 작용 방식이 흡사하다는 것을 알 수 있다. 체내 정전기가 복어나 전갈의 독처럼 급성 독성은 없지만 야금야금 세포를 약화시킨다는 점에서 만성적인 독성이 있다고도 볼 수 있다.

정전기가 세포에 미치는 영향에 관해서 간단히 설명하겠다. 정전기에는 '쿨롱력'이라는 힘이 존재한다. 쿨롱력이란 정전기를 띤 물체끼리, 마치 자석의 S극과 N극처럼 동일한 극성끼리는 반발하고 다른 극성끼리는 끌어당기는 힘이다[그림 15 참고]. 쿨롱력은 전기를 띤 물체라면 반드시 작용하는 힘이다. 정제나 분말이 필름의 안쪽이나 병 입구에 달라붙는 현상, 두 물체가 같은 극성으로 대전된 경우 서로 반발하는 힘이 작용해서 그 곳에 라벨이 잘 안 붙는 현상 등이 모두 쿨롱력의 소행이다.

쿨롱력은 신경 전달에 문제를 일으키는 주범이기도 하다. 세포막은 지방과 글리세린으로 어루어져 있는데, 음식물에 따라 세포막은 양전하나 음전하로 대전된다. 세포막을 둘러싼 체액이 어떤 성질이냐에 따라서 대전의 형태가 달라진다(대전열이 양전하 쪽이 되었다가 음전하 쪽이 되었다가 한다).

체액은 매우 예민한 물질로, 음식이나 스트레스에 따라 항상 성질이 변화한다. 가령 세포막 바깥쪽이 양전하로 대전됐다고 치자. 세포 바깥쪽에는 양전하를 지닌 나트륨이온이 있다. 둘 다 양전하라 세포막과 나트륨

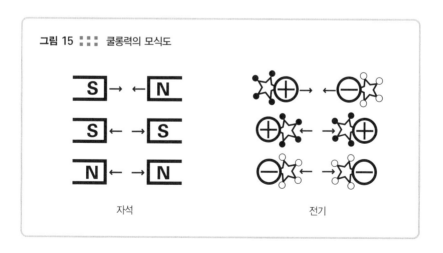

그림 15 ⠿ **쿨롱력의 모식도**

자석   전기

이온은 서로 반발한다. 즉 나트륨이온이 세포막에 접근하지 못하게 된다. 이 말은 곧, 복어독이 나트륨이온통로를 차단했을 때와 같은 상태라는 뜻이다. 물론 복어독처럼 급격하게 나트륨이온통로를 차단시키지는 않기 때문에 그 즉시 목숨이 위험해지는 사태는 벌어지지 않지만 나른함 같은 형태로 몸에 악영향을 준다.

반대로 세포막의 바깥쪽이 음전하로 대전되었다 가정하자. 이 때는 세포막과 나트륨이온이 각각 양전하와 음전하가 되어 서로 끌어당기기 때문에 세포 안으로 나트륨이온이 끊임없이 유입된다. 전갈독이 나트륨 출입구를 활짝 열어놓았을 때와 똑같은 일이 벌어지는 것이다.

나는 파킨슨병과 같은 원인불명의 신경성 질환은 지금까지 설명했듯이 체내 정전기의 악영향으로 신경세포가 서서히 피해를 입은 나머지 오작동을 일으켰을 가능성도 고려해야 한다고 생각한다.

정전기는 눈에 보이지 않는 존재라서 더욱 골치 아프다. 그러나 쿨롱력이나 정전 유도 때문에 동맥경화가 발생하거나 신경 전달에 이상이 생기는 메커니즘은 독자 여러분도 이해했으리라 본다.

신종플루도 체내 정전기를 빼면 예방할 수 있다

⚡

2장의 마지막 주제로, 정전기와 신종플루의 관계를 알아보자.

전 세계에서는 매년 계절성 인플루엔자가 유행해서 300만 명에서 500만 명의 중증 환자가 나오고, 그중 25만 명에서 50만 명이 사망한다. 1918년에는 세계 총인구의 약 25%인 5억 명이 스페인독감(인플루엔자A형 바이러스)에 감염되었고, 그로 인해 최소 2000만 명에서 4000만 명이 사망했다.

2009년 7월 1일 현재 세계 인구는 68억 155만 명이다. 세계 인구는 1분에 140명, 1일에 20만 명, 1년에 8000만 명씩 증가하고 있다. 이렇게나 인구가 늘어나는 상황에서 1918년과 같은 유형의 인플루엔자가 유행한다면 15억 명에서 25억 명이 감염되고 그 가운데 1억 2000만 명의 사망자가 나오리라 어림짐작된다.

만약 스페인독감이 아닌 조류인플루엔자라면 감염자 수는 15억 명에서 25억 명으로 변함이 없지만 높은 치사율 때문에 사망자는 무려 7억 명에서 12.5억 명까지 늘어난다고 한다. 게다가 스페인독감이 유행할 당시에는 세계로 확산되는 데 7개월이 걸렸지만, 현재는 비행기 등의 교통수단이 발달하고 세계여행을 제 집 드나들듯 하는 덕분에, 2009년 4월부터 5월에 걸쳐 유행한 신종플루가 그랬듯이, 한두 달이면 전 세계로 확대된다.

세계보건기구(WHO)와 영국, 멕시코 연구팀이 2009년 2월 중순에 멕시코 베라크루스 주(州)의 라글로리아에서 시작됐다는 신종플루(돼지인플루엔자)의 치사율을 분석한 결과 전 세계에서 100만 명 이상 사망한 1957년의 아시아독감과 비슷한 수준인 0.4%였으며, 감염력도 계절성 인플루엔자보다 높았다.

하지만 실제로 신종플루의 정확한 치사율이나 감염력은 밝혀지지 않았다. 연구팀은 데이터가 정확한 구미의 감염자 수를 근거로 멕시코 출입국자 수의 확산 정도 등에서 역산했고, 그 결과 멕시코에서는 4월 말까지 6000~3만 2000명의 감염자가 발생했으며 치사율은 0.4%에 달한다고 추계를 정리하며 '아시아독감 수준의 강도'라고 판단한 것이다. 감염력은 스페인독감과 같은 과거의 신종플루와 비교하면 비슷하거나 조금 낮은 수준이지만 계절성 인플루엔자보다는 높다고 한다.

과학 잡지 〈사이언스〉의 2009년 7월 2일자 기사에서 미국 질병통제예방센터(CDC)의 테렌스 텀피(Terrence M. Tumpey) 박사 등은 현대의 신종플루는 위장장애와 구토 등 계절성 인플루엔자에는 없는 증상도 초래한다고 밝혔다. 양자의 차이는 계절성 인플루엔자 바이러스가 비강 안에 머무는 데 반해 신종플루 바이러스는 기도 안에서 넓게 증식해서 폐나 소화관까지도 침식한다는 데 있다고 규명했다.

　　조류인플루엔자와 관련해서 나는 32세 때 다음과 같은 이야기를 들었다. 새에게는 국경이 없다는 점을 이용해서 철새가 번식했을 때 활성화하는 바이러스를 새에게 미리 심어놓아서 생물학 테러를 일으킨다는 내용이었다. 이 이야기가 사실인지 아닌지는 모르지만 이론적으로는 충분히 가능한 일이다. 바이러스가 결합하는 세포의 수용체 내 시알산과 갈락토오스의 결합 양식은 종류에 따라 다르다. 새와 인간은 결합 양식이 판이하게 다르기 때문에 감염이 일어나기 어렵지만, 농후하게 접촉한다면 감염의 위험성이 아주 없다고도 할 수 없다. 또 돼지에는 인간과 호환성이 있는 개체가 많고, 새와도 호환성이 있는 종류도 많다. 따라서 새와 호환성이 있는 돼지가 감염된 후에 다시 인간과 호환성이 있는 돼지를 감염시킨다면 그 돼지한테서 인간으로 감염될 위험성이 있다.

　　인플루엔자 바이러스에 감염된 사람과 그렇지 않은 사람의 차이는 면역력에 의존하는 바가 크다. 그러면 면역력을 어떻게 높이느냐가 중요한 과제인데, 흉선 부분을 자극하면 된다. 그 부분을 따뜻하게 했다가 차갑게 식혔다가 마사지를 하는 식으로 자극을 하면 흉선이 담당하는 T세포성 면역이 활성화된다. 그다음으로, 면역력에 매우 중요한 영향을 미치는 인두편도(편도선, 아데노이드)를 깨끗하게 관리하는 것도 중요하다. 물을 입에 물고 고개를 위로 젖힌 상태에서 '아~ 에~ 이~ 오~ 우~' 소리를 내면서 가글하는 방법이 제일 좋다. 칫솔질도 꼬박꼬박 해서 구강 안을 청결하게 유지하는 습관도 인두편도를 깨끗하게 하는 데 큰 역할을 한다.

그리고 바이러스 표면에 대전된 정전기를 **빼놓을** 수 없다. 바이러스의 표면이 양전하를 띠든 음전히를 띠든 우리 몸속에서 대량의 정전기가 발생하고 있다면 몸 여기저기에서 양전하나 음전하로 대전이 일어나기 때문에 반드시 바이러스와 결합하기 쉬운 세포가 나온다. 발생하는 정전기가 많으면 많을수록 바이러스와 결합하는 세포의 수도 늘어나고 결합 방식도 강력해질 것이 분명하다. 이는 바이러스로서는 바라마지 않던 기회가 넘쳐나는 상황이다. 정전기를 발생시키지도 쌓이지도 않게 하는 생활은 바이러스에게 탐탁지 않은 환경을 만들고, 인플루엔자의 예방으로도 이어진다.

몸속에서 내리치는 벼락이 신경세포를 파괴한다

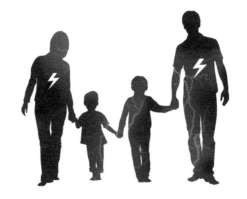

벼락은 가장 강력한
방전 현상이다

⚡

"정전기가 쌓이면 몸에 얼마나 나쁜지 잘 알았어."

이제야 K도 정전기의 무서움을 이해한 모양이다. 하지만 정전기의 무서움은 여기서 끝이 아니다.

지금까지 몸속에 정전기가 발생하면 세포막을 비롯한 체내 지방이나 글리세린에 쌓인다는 이야기를 했다. 그렇다면 지방이나 글리세린에 쌓인 정전기는 그 뒤 어떻게 될까?

겨울의 어느 건조한 날에 문 손잡이로 손을 뻗은 순간 찌릿 하고 내달리는 정전기. 이는 의복이나 머리카락, 피부에 쌓인 정전기가 방전되는 현상이다. 즉 정전기는 어느 일정량 이상 쌓이면 방전하려는 성질이 있다. 우리가 본 가장 강력한 방전 현상이 벼락이다.

"벼락이 정전기인 줄은 몰랐군."

K는 툭 내뱉듯 말했지만, 정전기는 엄청난 빛과 소리를 만들어낼 정도로 커다란 에너지를 낳기 때문에 가벼이 넘겨서는 안 된다.

K와 대화하면서 알게 된 사실인데, 벼락이 왜 치는지 일반인은 별 관심이 없다. 내게 있어 벼락은 '저토록 무시무시한 빛과 소리를 발하는 이유가 무엇인지' 그 정체가 궁금해서 참을 수 없게 만드는 존재이건만, 사람의 흥미란 십인십색이 맞는가 보다. 하긴, 연예인인 누가 누구와 결혼했다는 둥 프로야구 선수 누구가 안타를 몇 개 쳤다는 둥 하는 이야기가 나온다면 그 때는 내가 허공만 바라보고 있을 것이다.

체내 정전기와 질병의 관계를 이해하기 위해서는 벼락에 대해 알아둘 필요가 있다. 아마 여기까지 읽은 독자라면 '왜 벼락은 발생하는가?' 란 질문에 대한 답을 꼭 알고 싶으리라 믿는다. 앞에서 얘기했지만, 친척 동생이 낙뢰로 죽은 일도 있다 보니 벼락은 내 마음속에서 가장 인상적인 자연현상 중 하나가 되었다.

세계에서는 매초마다 약 100회나 벼락이 친다고 추정된다. 일본에서는 연간 약 20명, 세계적으로 약 1000명이 벼락으로 생명을 잃는다고 한다. 벼락을 알고 나면 체내 정전기가 얼마나 무서운지 와닿을 것이다.

구름 속에 정전기가
쌓이면 벼락이 친다

⚡

    뜨거운 여름철이면 태양에 달아오른 지표와 바다, 강에서 수증기가 피어오른다. 대기중으로 올라간 수증기는 어떻게 될까? 저 높은 하늘 위는 지표보다 온도가 낮은데, 그 영향으로 수증기의 열은 식는다. 식은 수증기는 작은 물방울이 되어 구름을 형성하며, 끊임없이 올라오는 수증기와 합쳐져 구름은 뭉게뭉게 커져만 간다.

    구름 속을 들여다보면, 보통 빗방울의 크기가 0.2~0.4mm 정도인 데 비해 구름 입자의 직경은 빗방울의 1/100 정도, 체적은 1/10000 정도밖에 안 된다. 구름 입자도 중력을 받아 낙하하는데 워낙 작은 탓에 공기의 저항을 크게 받아서 낙하 속도는 매우 느리다. 구름의 아래쪽에서 증발해버리는 경우도 있고, 상승 기류를 타고서 계속 그 높이에 둥둥 떠 있는 것처럼 보이기도 한다.

구름 입자는 물방울일 때도 있지만 상공은 기온이 낮기 때문에 얼음이 되기도 한다. 0℃ 아래로 기온이 떨어져도 물의 표면장력 때문에 공중에서는 잘 얼지 않아 물방울 형태를 유지하지만, 보통 -20℃ 이하로 내려가면 모두 얼음이 된다. 여름철 적란운을 보면 지표 부근은 30℃라도 상공으로 올라가면 올라갈수록 기온이 낮아져 적란운 위쪽은 -50℃까지 기온이 떨어진다. 구름 입자는 구름의 아래쪽에서는 물방울 형태더라도 위쪽에서는 얼음 알갱이가 되는 것이다.

"구름 속에서 그런 일이 일어난단 말이지? 그건 생각해본 적도 없어."

K는 처음 듣는 이야기라고 했다. 아마 전문가가 아닌 이상 구름 속의 일까지 궁금해하는 사람은 거의 없을 것이다. 하지만 체내 정전기가 얼마나 위험한지를 알고자 한다면 벼락이 어떤 식으로 발생하는지를 짚고 넘어가야 한다.

구름 속에서는 어떻게 정전기가 발생할까?

구름 속 얼음 알갱이는 냉동고에 성에가 낄 때처럼 공기 중의 수증기가 고체로 변한 것이다. 기체인 수증기는 액체인 물방울보다 훨씬 빠르게 이동할 수 있기 때문에 수증기는 계속해서 얼음에 달라붙는다. 그런 식으로 급속히 성장해서 무거워진 얼음 알갱이는 낙하하려고 하지만 지표가 따뜻할 때는 상승 기류가 일어나서 낙하하기도 쉽지 않다. 즉 구름 속에서 상승과 낙하를 반복하는 동안 더욱 크기가 불어나 싸락눈이나 우박으로 성장한다. 얼음 알갱이, 싸락눈, 우박은 크기가 모두 달라 낙하 속도도 제각각이기 때문에 서로 충돌을 반복한다. 이 때 '서로 스치면서' 정전기가 발생한다.

'정전기'라는 말에 졸음기 가득했던 K의 눈이 반짝 하고 빛을 발한다. 조건반사까지는 아니지만, 어쨌거나 정전기란 단어가 K의 뇌를 활성화시키나 보다.

얼음 알갱이나 싸락눈, 우박이 충돌할 때 한쪽에서는 전자가 튀어나온다. 전자를 잃은 얼음 알갱이는 양전하를 띠게 된다. 반대로 튀어나온 전자를 흡수한 얼음 알갱이는 전자의 수가 늘어났으므로 음전하로 대전된다. 작은 알갱이(빙정)가 양전하를, 큰 알갱이(싸락눈, 우박)는 음전하를 띤다고 알려져 있지만 그 이유는 아직 해명되지 않았다. 어쨌거나 구름 속에서 전기가 발생하는 원리에 대해서는 이해가 되었을 것이다.

구름 속에 정전기가 가득 차면 제방을 무너뜨릴 기세로 방전된다

이렇게 해서 구름 속에 양성 정전기와 음성 정전기가 자꾸자꾸 쌓이게 된다. 차곡차곡 쌓인 정전기를 도선으로 연결하면 전기가 흐른다. 그러나 구름 속이다 보니 양성의 전기와 음성의 전기 사이에는 공기밖에 없다. 공기는 소위 절연체이기 때문에 전기를 통과시키지 않아 결국 전기는 그 자리에 꼼짝없이 잡혀 있는 수밖에 없다.

하지만 전기가 계속 쌓이면 전압이 엄청나게 높아지기 때문에 더 이상 얌전히만 있을 수도 없다. 그래서 벼락을 친다. 벼락은 구름 속에 정전기가 대전돼서 전하가 쌓일 대로 쌓였을 때 그 상태를 해소하기 위해 지면과 수면 그리고 지상물로 전하를 방전하는 현상이다. 방전은 절연체를 뚫고서 전기가 흐르는 것을 말한다. 참고로, 구름 속에서 혹은 다른 구름과의 사이에서 방전이 일어나는 경우를 '구름방전[雲中放電]' 혹은 '구름사이방전[雲間放電]'이라고 한다.

"댐에 물이 가득 차서 넘치기 직전의 상황이 연상되는데!"

K의 마음은 뇌운 속으로 날아간 듯하다. 그의 말대로 정전기가 계속해서 쌓이면, 댐이나 제방이 무너져내릴 때처럼 강력한 기세로 방전이 일어난다. 해가 진 다음에 뇌운을 보면 빛이 번쩍번쩍거린다. 바로 구름 속에서 방전이 일어나는 모습이다.

"지하철의 팬터그래프(전차나 전기기관차의 지붕 위에 달아 전선으로부터 전기를 끌어들이는 장치)에서 불꽃이 튈 때가 있던데, 그것도 방전이지?"

이제는 머리가 휙휙 잘도 돌아간다. 팬터그래프에서 일어나는 불꽃은 팬터그래프가 전선에서 살짝 떨어졌을 때 팍 하고 튄다. 공기라는 절연체를 전기가 뚫고 나가려는 순간에 생기는 불꽃이다. 우리가 흔히 경험하는 겨울에 문 손잡이를 잡으려 할 때 찌릿 하는 정전기는 접촉하기 직전에 생기는 방전이다. 즉 몸에 쌓인 정전기가 공기를 뚫고서 흐르려 할 때 튄 불꽃이다.

"벼락이 떨어지는 것도 같은 원리란 말이지!"

K가 말한 대로다. 조금만 더 깊이 들어가보자.

구름 속에서는 큰 알갱이는 무겁기 때문에 구름의 아래쪽으로 이동하고, 가벼운 알갱이는 상승 기류를 타고 구름 위쪽으로 이동한다. 즉 구름의 아래쪽에는 음전하가, 구름 위쪽에는 양전하가 모여든다. 이렇게 해서 발생한 정전기가 구름에 차곡차곡 쌓이고, 구름 바닥에 모인 음전하의 영향으로 대지에는 양전하가 유도된다. 그리고 정전기가 일정 역치(閾値)를 넘어선 순간 구름 속 음전하에서 정전 유도로 양전하를 띤 지표를 향해 방전이 일어난다.

친척 동생의 사고 역시 정전 유도로 스파이크에 양전하가 발생했기에 그 곳으로 방전이 일어났던 것이다. 이것이 지표에 떨어진 벼락으로, 일본인이 지진 다음으로 두려워한다는 '격렬한 에너지의 방출'이다.

"자네는 똑같은 일이 체내에서도 일어난다는 말을 하고 싶은 거지? 선명하게 떠올라, 몸속에서 치는 벼락 말이야. 이런 게 세포에 떨어졌다간 세포도 만신창이가 될 거야. 엄청난데! 상상만으로도 몸이 떨려."

K는 정전기의 위력이 피부로 느껴진다는 듯이 말했다.

그렇다. 벼락이 세포에 떨어지는 모습을 떠올릴 수 있다면 체내 정전기가 얼마나 위험한지 이해할 수 있을 것이다.

우리 몸에서 벼락의 피해가
가장 큰 곳은 뇌 속 신경세포다

⚡

몸속에서 정전기가 쌓이고 벼락이 칠 때 가장 큰 피해를 받는 곳은 신경세포가 아닐까 한다. 물론 그렇게 생각하는 데는 이유가 있다.

신경세포는 뉴런이라고도 하는데, 정보 전달이라는 매우 중요한 역할을 담당한다. 예를 들어, 뜨거운 물건을 만졌을 때 "앗 뜨거!" 하고 잽싸게 손을 뗄 수 있는 이유는 '뜨겁다'는 자극이 신경세포를 통해 뇌로 전달되고, 뇌에서는 다시 각 근육과 뼈로 손을 떼라는 명령을 보내기 때문이다. 이 같은 정보 전달은 순간적으로 이루어진다.

신경세포는 전신에 퍼져 있는데, 가장 많은 곳은 당연히 뇌다. 뇌 속에는 약 140억 개나 되는 신경세포가 네트워크를 형성하고 있다. 신경세포 하나가 약 2000개의 신경세포와 연락을 주고받는다고 하니, 뇌 속에는 상상을 초월하는 네트워크가 구축돼 있는 셈이다. 인간이 인간다운 이유는 이처럼 신경세포의 네트워크에서 이루어지는 방대한 정보의 교환을 통해 뇌로 사고하고 기억하고 창조하는, 다른 동물에는 없는 고등한 정신작용을 수행하기 때문이다.

신경세포가 밀집해 있는 뇌라는 장기는 인간이 인간답게 살아가는 데 필수불가결한 존재라고 할 수 있다. 그러므로 에너지의 소비량도 상당하다. 무게만 따지면 몸 전체의 2%에 불과하지만 소비하는 에너지는 전체의 20%나 된다. 에너지를 소비한다는 말은 곧 그만큼의 혈액을 필요로 한다는 뜻이다. 그러므로 전체 혈류의 20~30%가 뇌로 가서 인간의 지적인 생명활동을 유지시켜준다고 보면 된다.

앞에서 익힌 지식을 떠올려보자. 혈액이 흐르는 곳에서는 정전기가 발생한다. 즉 어떤 신체기관보다도 많은 혈액이 흐르는 뇌에서는 그 어떤 신체기관보다도 많은 정전기가 발생한다는 결론이 나온다. 게다가 뇌의 대부분은 인지질을 비롯한 지질로 구성되어 있고, 정전기는 지질에 쌓인다. 정전기가 대량으로 발생하기에도 쌓이기에도 아주 좋은 환경이 뇌 속에 조성돼 있다. 이 말은 '뇌 속에서는 다른 어떤 곳보다도 벼락이 일어나기 쉽다'는 뜻이다.

신경세포는 구조상 벼락의 위험에 노출될 수밖에 없다

다음으로 살펴볼 것은 신경세포의 구조이다[그림 16 참고].

신경세포의 세포체에서는 정보를 받아들이는 수상돌기와 정보를 내보내는 축삭이 뻗어나온다. 이 돌기를 발견한 사람은 이탈리아의 병리학자 카밀로 골지[29]이다. 골지는 이들 돌기가 연결되어 거대한 네트워크를 형성한다는 가설을 세웠다. 19세기 후반의 일이다.

하지만 그 뒤 스페인의 학자 라몬 이 카할[30]이 '신경세포는 접촉할 뿐 연결돼 있지 않다'라는 주장을 했고, 영국의 생리학자인 셰링턴[31]은 그 접촉부를 '시냅스'라고 명명했다. 시냅스의 존재는 1950년대에 전자현미경으로 확인됐으며, 신경전달물질이 시냅스와 시냅스 사이의 미세한 틈을 왕복하는 모습도 함께 확인됐다. 시냅스와 시냅스 사이의 틈새는 불과 20~30나노미터다(나노는 10억 분의 1을 의미한다).

---

29) 카밀로 골지(Camillo Golgi, 1843~1926) : 이탈리아의 해부학자, 병리학자. 주로 신경계통 질환에 관해 연구했고 신경조직을 질산은으로 염색하는 방법으로 골지 세포와 골지체를 발견했다. 1906년 신경계(神經系)의 미세 구조를 연구한 공로로 스페인의 S.라몬 이 카할과 함께 노벨 생리의학상을 수상했다.

30) 라몬 이 카할(Santiago Ramon y Cajal, 1852~1934) : 스페인의 조직학자(組織學者). 뉴런을 신경구조의 기초 단위로 확립한 공로로 카밀로 골지와 함께 1906년 노벨 생리의학상을 수상했다. 이 발견으로 신경작용에서 뉴런의 기본적인 역할을 이해할 수 있게 되었고 신경 충격의 현대적인 개념을 갖게 되었다.

31) 찰스 셰링턴(Charles Scott Sherrington, 1857~1952) : 영국의 생리학자. 중추신경계의 근대적 연구의 선구자로 근운동(筋運動)의 반사성 통어에 관한 정밀한 연구보고가 있다. 신경섬유 조직을 연구해 근육을 지배하는 신경의 1/3은 원심성이고 나머지는 운동성임을 증명했다. 1932년에 E.D. 에이드리언과 공동으로 '뉴런(neuron)의 기능에 관한 발견'으로 노벨 생리의학상을 수상했다.

그림 16 ::: 신경 전달과 신경세포의 구조

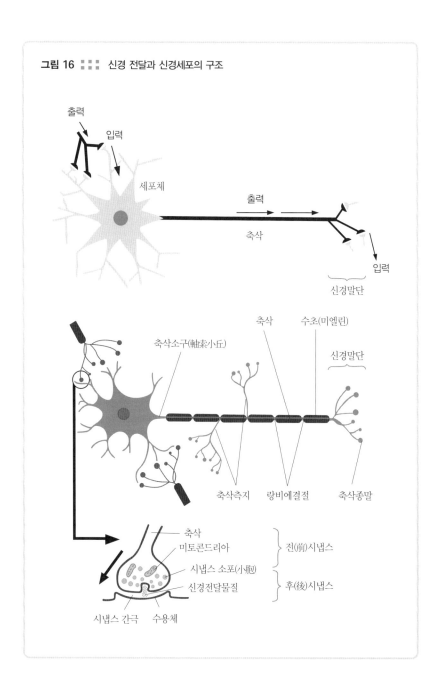

축삭 주위는 수초(미엘린)[32]라는 절연체가 몇 겹으로 둘러싸고 있다. 수초는 지방과 글리세린으로 구성돼 있어 전기 신호의 누전을 방지한다. 수초는 말초신경에서는 슈반세포[33]라고도 불린다. 이것이 종양화해서 커지면 '다발성 신경섬유종증'에 걸린다. 이 병은 영화를 통해 '엘리펀트맨병'으로도 많이 알려졌는데, 피부가 코끼리처럼 꺼슬꺼슬하고 종양이 마치 코끼리 코처럼 보인다고 해서 영화 속 주인공은 '엘리펀트맨'이라 불렸다. 이 병 역시 체내 정전기와 관련이 있지 않을까 하고 나는 추측한다.

수초가 축삭 전체를 둘러싼 모습을 보면 하나로 연속돼 있지 않고 1mm마다 약 1미크론의 틈이 나 있다. 이 끊긴 부분에 주목한 사람이 프랑스의 루이앙투안 랑비에[34] 박사이다. 박사의 이름을 따서 이 틈을 랑비에결절이라고 부른다. 이 비절연(非絶緣)의 틈은 신경 전달 속도를 높이기 위해 존재한다고 추측되고 있다.

벼락이 떨어지기 쉬운 곳으로 돌기 부분을 들 수 있다[그림 17 참고]. 피뢰침을 떠올려보자. 피뢰침은 공중 방전이 일어나기 쉽도록 끝을 뾰족하게 만든 봉 모양의 도체로, 보호할 건물의 꼭대기 부분에 설치한다. 엄청

---

32) 수초(髓, myelin sheath) : 신경섬유 주위를 칼집 모양으로 둘러싼 피막으로 절연체 구실을 한다. 척추동물의 신경섬유에만 존재하며, 유지질(類脂質, 미엘린이라고 한다)로 되어 있다.

33) 슈반세포(schwann cell) : 수초를 가진 신경섬유로 둘러싸인 세포

34) 루이앙투안 랑비에(Louis-Antoine Ranvier, 1835~1922) : 프랑스의 해부학자. 조직학, 특히 신경섬유의 미세 구조에 관해 연구해 말초신경초의 잘룩한 마디(랑비에결절)를 발견했다.

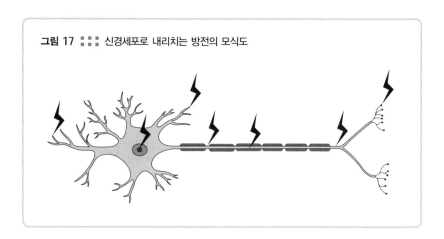

그림 17 ::: 신경세포로 내리치는 방전의 모식도

난 전류에도 견딜 수 있게 하기 위해 접지선을 피뢰침 본체에서 지면까지 늘어뜨린 다음 땅속에 매설된 동판 등에 접속시킨다. 그러면 벼락이 칠 때 피뢰침과 접지선이 전류의 통로가 되어 건물의 피해를 방지한다.

정전기뿐만 아니라 모든 전기는 주변에서 가장 높은 곳에 떨어진다. 그 이유는, 전기는 가장 흐르기 쉬운 경로를 통과하려는 속성이 있기 때문이다. 공기는 절연 저항이 지극히 높다 보니, 즉 지상 구조물들 사이의 사소한 전도율 차이와는 비교도 안 될 만큼 절연 저항이 높다 보니 벼락은 무조건 공기를 가장 덜 거치는 길을 통과하려 한다. 그래서 전기는 뾰족한 곳에 떨어지기 쉬운 것이다. 그런 점에서 우리 몸속에서는 수상돌기처럼 뾰족한 부분이 많은 신경세포에 벼락이 많이 내리칠 것으로 추측된다. 또 절연되지 않은 랑비에결절도 위험하다. 결과적으로, 신경세포는 벼락의 위험에 노출된 세포라고 할 수 있다.

스무 살이 넘으면 하루에 뇌세포가 10만 개씩 죽기 때문에 뇌의 신경세포가 갈수록 감소한다는 말이 있는데, 이는 약 반세기 전의 잘못된 계산에서 나온 결론이다. '대뇌피질(신경세포가 밀집해 있는 뇌의 표면 부분)에 관한 한 신경세포의 수는 거의 감소하지 않는다'가 정설이다.

그럼에도 나이를 먹을수록 뇌의 질량은 감소한다. 60세인 사람보다는 85세인 사람의 뇌가 10%나 더 가볍다. 또한 가장 기억력이 좋은 시기는 생후 8개월 무렵인데, 그 이후부터 기억력은 조금씩 저하된다. 그 이유는 도대체 무엇일까? 미국의 국립정신위생연구소(NIMH)가 25세의 건강한 사람을 기준으로 기억력 감퇴 정도를 조사한 결과 40~49세에서는 35%, 50~59세에서는 47%, 60~69세에서는 62%, 70~79세에서는 74%의 기억력 감퇴를 보였다고 한다. 50대 이후에는 20대의 절반 수준 이하로 기억력이 떨어진다는 뜻이다.

그 원인은 신경세포의 감소 때문이 아니라, 뇌의 신경세포에서 뻗어나온 전달 통로 부분인 백질부(신경세포의 축삭이 모인 부분)가 위축되기 때문이다. 즉 신경세포의 수상돌기가 하나둘 소실돼 듬성듬성해지면 이를 발단으로 뇌 기능이 감퇴되기 시작하는 것은 아닌가 하고 추측하는 것이다. 그러므로 정보를 수용했다 해도 시냅스의 수가 줄어들었으니 정보 전달에 차질이 생기면서 건망증이 늘어나고 동작이 느려진다. 여기서 더 진행되면 오랜 시간에 걸쳐 축삭이 위축되고, 이어서 신경세포 자체가 위축되다가 결국에는 떨어져나간다는 것이 일반적인 견해다.

이 모든 흐름의 발단이 '수상돌기의 소실'인데 나는 여기에 정전기의 누적으로 인한 벼락의 영향이 있으리라 본다. 뇌 안은 정전기 발생량이 매우 많을 뿐만 아니라 정전기를 쌓아둘 지방도 풍부하다는 점, 신경세포의 돌기 부분은 벼락이 떨어지기 쉽다는 이유에서 신경세포가 체내 정전기의 피해를 가장 크게 받는 곳이라고 생각하는 것이다.

신경세포가 정보를 전달하는 원리는 '전위차'

1952년에 신경세포의 정체를 밝힌 획기적인 연구가 있었다. 극히 미약한 전기적 흥분이 신경을 따라 흘러서 정보를 보낸다는 사실을 영국의 앨런 호지킨[35] 박사와 앤드루 헉슬리[36] 박사가 발견한 것이다. 이 발견으로 두 사람은 존 에클스와 함께 1963년 노벨 생리의학상을 수상했다.

나는 앞에서 세포 바깥쪽에는 나트륨이온이, 안쪽에는 칼륨이온이 각각 매우 진한 농도로 존재한다고 설명했다. 이것들은 이온통로를 통해 세포 안팎을 왕래하며 균형 잡힌 상태를 유지한다. 그러면 신경세포의 주변부에서는 어떤 일이 일어날까?

---

35) 앨런 호지킨(Alan Lloyd Hodgkin, 1914~1998) : 영국의 신경생리학자. 플리머스의 해양생물학연구소와 케임브리지대학교의 생리학 연구실에서 A.F.헉슬리와 신경의 흥분과 전도의 메커니즘에 대해 연구했다. 특히 그의 신경흥분에 관한 나트륨설은 높이 평가되고 있다. 그 업적으로 1958년 왕립협회 은사상을 받았고, 1963년에는 존 에클스, 헉슬리와 공동으로 노벨 생리의학상을 수상했다.

36) 앤드루 헉슬리(Andrew Fielding Huxley, 1917~) : 영국의 생리학자. A.L.호지킨과 공동으로 오징어의 신경막전위의 측정, 막전위(膜電位)의 이온기구에 관한 연구를 했다. 1963년 '신경세포막의 말초 및 중심부의 흥분과 억제에서 나타나는 이온기구에 관한 발견'으로 존 에클스, 호지킨과 공동으로 노벨 생리의학상을 수상했다.

신경세포가 자극을 받으면 이온에 대한 투과성이 변한다. 분극된 신경세포의 내부는 단백질 등으로 가득 찬 고농도 상태이다. 반면 외부는 수분이 많아 농도가 낮다. 세포 내외의 농도 차가 너무 커지면 세포의 기능 자체에도 악영향을 미친다. 그런 사태가 벌어지지 않도록 세포는 내부에서 나트륨이온 등을 밖으로 퍼내서 안과 밖의 농도를 평형으로 유지하려 한다. 이 작업을 나트륨펌프가 담당한다.

나트륨이온을 밖으로 퍼내면 세포 바깥은 양전하를 띠게 된다(양전하를 띤 나트륨이온이 증가하므로). 그리고 이에 대응해서 세포 안은 음전하가 된다. 이로써 세포 안팎의 농도 차, 즉 전위가 생성된다. 하지만 이 때의 전위는 정지전위[37]로, 신경세포를 작동시키지는 않는다. 이른바 활동전위라는 미약한 전위를 흐르게 해야 한다. 그러려면 일시적으로 양전하와 음전하의 역전 현상이 필요하다.

이 과정을 나트륨이온통로가 조절한다. 세포 밖의 나트륨이온이 많아지면 나트륨이온통로가 열리면서 나트륨이온을 세포 안으로 들인다. 그러면 세포 안의 전하가 음전하에서 양전하로 변화한다. 하지만 일시적으로 양전하로 바뀌었다 해도 여전히 작동 중인 나트륨펌프가 쉬지 않고 나트륨이온을 밖으로 퍼내기 때문에 세포 안은 음전하로 되돌아간다. 이 때 순간적으로 일어나는 음전하에서 양전하로의 역전이 전기 신호가 된다. 세포 내 칼륨이온(K+)의 정지전위가 −70㎷이며, 세포 바깥쪽에 있는 나

---

37) 정지전위(靜止電位) : 신경이나 근육이 흥분하지 않은 정지 상태에서 세포에 생기는 전위차. '휴지 전위'라고도 한다.

그림 18 ▪▪▪ 이상적인 활동전위의 발생

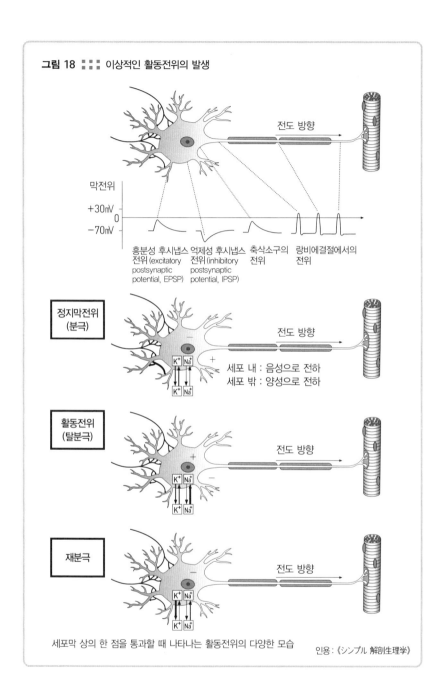

막전위

+30mV
0
−70mV

흥분성 후시냅스
전위(excitatory
postsynaptic
potential, EPSP)

억제성 후시냅스
전위(inhibitory
postsynaptic
potential, IPSP)

축삭소구의
전위

랑비에결절에서의
전위

전도 방향

정지막전위
(분극)

전도 방향

세포 내 : 음성으로 전하
세포 밖 : 양성으로 전하

활동전위
(탈분극)

전도 방향

재분극

전도 방향

세포막 상의 한 점을 통과할 때 나타나는 활동전위의 다양한 모습

인용:《シンプル 解剖生理学》

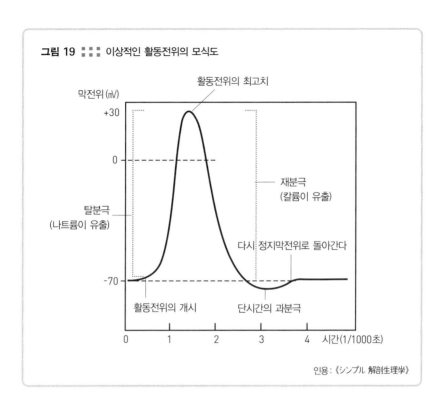

그림 19 ::: 이상적인 활동전위의 모식도

막전위 (mV)

활동전위의 최고치

재분극
(칼륨이 유출)

탈분극
(나트륨이 유출)

다시 정지막전위로 돌아간다

활동전위의 개시

단시간의 과분극

시간(1/1000초)

인용:《シンプル 解剖生理学》

트륨이온(Na+)의 평형전위[38]가 +45mV이다. 둘 사이의 전위차인 115mV가 정보를 전달하는 전위임을 발견한 공로로 호지킨과 헉슬리 그리고 에클스는 노벨상 수상이라는 빛나는 영예를 안았다[그림 19 참고].

---

38) 평형전위(平衡電位) : 평형 상태에서의 전극 전위

치매, 우울증도
체내 벼락이 원인이다

⚡

    인간의 뇌와 컴퓨터 중 어느 쪽이 더 섬세할까? 인간의 뇌는 감정을 느낄 뿐만 아니라 상상하는 능력까지 갖춘 섬세한 기관이다. 계산은 컴퓨터 쪽이 빠를지 모르나 섬세함은 당연히 인간의 뇌가 한참 위이다.

    컴퓨터 내부에서는 '정전 파괴'라는 현상이 일어나기도 한다. 이는 정전기 방전이 야기하는 문제의 하나이다. 집적회로(IC)는 절연성이 높은 산화실리콘 등의 얇은 막으로 덮여 있다. 그런데 정전기의 방전으로 일시적으로 높은 전압의 전기가 흐르면 산화실리콘 등으로 된 절연층이 깨지면서 내부의 회로가 손상된다. 이를 정전 파괴라고 한다.

    파괴라고 하니 산산조각으로 부서지는 것을 연상했을 텐데, 실제로는

0.1mm도 안 되는 작은 회로가 동작을 멈추거나 기능이 저하되는 현상이다. 겉만 봐서는 절대 알지 못한다. MOS형 반도체는 80~100V의 전압만 걸려도 반도체로서의 기능을 상실한다. 산화막이 불완전해서 더 낮은 전압에 파괴되는 경우도 있다. 사람이 따끔하다고 통증을 느낄 정도가 약 3kV의 전압이라고 하니[표 2 참고], 80~100V란 수치가 얼마나 작은지 상상이 갈 것이다.

이처럼 정전기 방전은 집적회로 같은 전자부품에는 무척 두려운 존재다. 그러니 훨씬 섬세한 신경세포가 정전기의 방전에 무사하리라 생각하는 것이 오히려 더 이상하다.

신경세포가 정보를 전달하는 전위는 115mV에 불과하다. 1V의 1000

표 2 ⠿ 인체의 대전 전위와 전격의 강도

인체의 대전 전위(단위: kV)	전격의 강도
1.0	아무런 느낌이 없다
2.0	손가락 바깥쪽에 느낌이 있지만 통증은 없다
3.0	바늘에 찔린 느낌이 나며 따끔하다
5.0	손바닥에서 아래팔 부분까지 아프다
6.0	손가락에 강한 통증, 위팔에 강한 느낌을 받는다
7.0	손가락과 손바닥에 강한 통증과 저린 느낌을 받는다
8.0	손바닥에서 아래팔까지 저린 느낌을 받는다
9.0	손목에 강한 통증과 함께 손이 저린 느낌을 받는다
10.0	손 전체에 통증과 전류가 흘렀다는 느낌을 받는다
11.0	손가락이 강하게 저리고 손 전체에서 강한 전격을 느낀다
12.0	손 전체를 강하게 얻어맞은 느낌을 받는다

인용 : 〈静電気安全指針〉日本産業安全研究所編

분의 115라는 매우 작은 전압으로 정보 전달을 조절하고 있는 것이다. 여기에 벼락이 떨어진다면 어떻게 될까? 몸속에서 치는 벼락의 전압은 3000V에서 4만V쯤 된다. 신경세포가 만들어내는 전위와는 차원이 다르다. 당연히 정보 전달이 차단되거나 정보가 뒤엉켜버린다.

"뇌신경세포도 지방과 글리세린으로 코팅돼 있으니, 그 곳에 정전기가 쌓였다가 우르릉 쾅쾅 하고 수상돌기나 축삭, 랑비에결절, 시냅스에 벼락이 떨어지겠네. 그러면…."

K의 얼굴이 심각해졌다.

"그것 때문에 알츠하이머병에 걸릴 수 있다는 게 내가 하고 싶은 말이야."

평균수명은 지속적으로 늘어나고 있지만, 과연 우리가 장수하고 있다고 할 수 있는지는 의문을 품지 않을 수 없다. 알츠하이머병에 걸린 채로 오래 사는 건 결코 기쁜 일이 아니다. 장수를 누리려면 마음도 머리도 몸도 모두 건강하고 활기차야 한다. 하다못해 알츠하이머병만은 피하고 싶고, 할 수만 있다면 예방하고 싶은 게 사람들의 바람일 것이다. 사실 내가 체내 정전기를 빼내야 한다고 목청껏 주장하는 데에는 이런 의도가 숨어 있다.

우울증도 마찬가지다. 젊은이들이 스트레스를 끌어안고 살다가 우울증에 걸리고, 개중에는 그 때문에 스스로 목숨을 끊는 사람도 있다. 이래서야 아무리 평균수명이 늘어난들 건강한 사회라고 할 수 없다. 일단 알츠하이머병과 우울증부터 줄여야 한다. 그러려면 체내 정전기를 빼내야 한다!

치매와 우울증이 점점 늘어나고 있다

알츠하이머병 이야기부터 해보자. 알츠하이머병은 치매의 한 종류로, 뇌의 신경세포가 급격히 감소하면서 뇌가 위축된 탓에 지능 저하나 인격의 붕괴가 일어나는 질병이다. 치매에는 2종류가 있다. 하나가 알츠하이머형 치매이고, 다른 하나가 뇌혈관성 치매이다.

뇌혈관성 치매는 뇌의 혈관이 막히거나 터지면서 뇌의 기능이 저하되어 일어나는 치매이다. 알츠하이머형 치매는 독일의 정신의학자인 알로이스 알츠하이머[39] 박사가 1906년에 이 병을 학계에 보고하면서 알려졌다. 알츠하이머형 치매는 전체 치매의 60% 이상을 차지하며 앞으로도 계속 늘어날 전망이다. 의학계에서는 젊은층에서 발증한 경우를 '알츠하이머병'이라고 부르고, 60세 이상의 고령자에게서 발증했을 때는 '알츠하이머형 노년치매'라고 불러서 구별하고 있지만, 둘 다 알츠하이머병이라고 한데 묶어 생각해도 된다.

치매와 정전기의 관계를 보면 알츠하이머형 치매는 신경세포에 벼락이 떨어져서 생기고, 뇌혈관성 치매는 정전기가 혈관벽에 쌓인 탓에 혈관 기능이 떨어지면서 생긴다고 본다(2장 동맥경화 항목을 참조). 어느 쪽 치매이든 정전기를 빼면 예방이 가능하다. 일본의 알츠하이머형 치매 환자의

---

39) 알로이스 알츠하이머(Alois Alzheimer, 1864~1915) : 독일의 정신과의사이자 신경병리학자. 치매에 걸린 50대 여자를 4년 동안 추적 조사해 뇌신경조직의 손상이 원인이라고 1906년 학계에 보고하였는데, 이후 이 증상을 그의 이름을 따 알츠하이머병이라고 부르게 되었다.

수는 약 100만 명(뇌혈관성 치매까지 150만 명)으로 추정된다.[40] 65세 이상 인구에서 10명 중 1명은 알츠하이머병에 걸린다고 한다. 10명 중 1명이라니 더 이상 남의 일이라고 넘길 수 없는 숫자이다.

더 큰 문제는 약년성 알츠하이머병이다. 새로운 연구를 통해 알츠하이머병의 유전적 특성이 있는 사람은 50대에 벌써 기억장애가 출현하기 시작한다고 밝혀졌다. 일본에서는 한창 일할 나이에 알츠하이머병에 걸린 사람이 최근 급증해서 10만 명 정도로 추산하고 있다. 이는 본인이나 가족에게 모두 불행한 일이다. 어떤 의미에서는 암보다도 가혹한 질병인지 모른다. 여러 가지 원인이 제기되고 있지만 딱히 이거다 할 만한 것은 없다. 원인을 모르니 치료법도 오리무중이다. β아밀로이드라는 단백질이 뇌의 신경세포에 축적돼서 신경세포가 파괴된다고 하는데, 왜 β아밀로이드가 축적되느냐 하는 문제로 들어가면 아무도 대답하지 못한다.

우울증도 해마다 늘어나 환자 수가 100만 명이 넘는다고 한다. 원인도 특정할 수 없다. 나는 알츠하이머병과 우울증의 근본 원인은 정전기라고 생각한다. 앞에서도 설명했듯이, 신경세포는 지방과 글리세린으로 코팅돼 있다. 특히 뇌의 내부에는 지방과 글리세린이 많다. 게다가 전체 혈액의 20~30%가 뇌로 간다고 하니 혈류 때문에 발생하고 축적되는 정전기의 양은 보통이 아니다.

---

40) 한국의 치매 현황 : 2008년 치매노인 유병률조사(서울대학교병원 실시)에 따르면, 2011년 현재 553만 7000명의 만 65세 이상 노인인구 가운데 8.94%인 49만 5000명이 치매 환자로 추정되고 있다. 2012년에는 574만 2000명의 만 65세 이상 노인인구 가운데 9.08%인 52만 2000명이 치매 환자일 것으로 추정되고 있다.

몇 번이나 말했지만, 정전기가 쌓이면 방전한다. 눈에 보이느냐 안 보이느냐에 상관없이 어쨌든 벼락은 발생한다. 벼락을 맞은 세포는 손상되고, 파손된 세포를 수복하기 위해 β아밀로이드 단백이 등장해 신경세포에 축적되어 알츠하이머병에 걸린다고 생각할 수도 있다. 또 벼락이 신경세포를 직격하면 정보의 단절 혹은 전달 이상이 생긴다. 종종 구름 속에서 벼락이 번쩍이는 모습을 보는데, 구름을 뇌라고 생각하면 뇌에서 어떤 일이 벌어질지 쉽게 상상이 간다.

농사를 짓거나 정원을 가꾸는 사람, 어부, 낚시가 취미인 사람에게는 치매가 적다는 생각을 해본 적 없는가? 내가 관찰한 결과, 치매 환자의 대부분은 회사원이나 실내에 틀어박혀서 글을 쓰거나 연구를 하는 사람들이다. 의사들도 많다. 취미로 흙이나 바닷물과 접하면서 몸속의 정전기를 빼내면 좋지만, 그런 취미도 없는 사람은 몸속에 쌓인 정전기를 뺄 기회가 없기 때문에 몸속에 강력한 벼락이 발생하기 쉽고, 당연히 치매에 걸릴 위험성도 높다.

"정전기를 빼면 알츠하이머병이나 우울증이 나을까요?"

자주 받는 질문이다. 우울증은 나을 수도 있다. 하지만 알츠하이머병은 정전기를 빼냈다고 해서 낫지 않는다. 하지만 정전기를 빼내면 예방할 가능성은 높아진다. 알츠하이머병을 피하고 싶은 사람은 예방을 위해서, 알츠하이머병이란 진단을 받은 사람은 진행을 늦추기 위해서 반드시 정전기를 빼는 습관을 몸에 익혀야 한다.

좌뇌형 인간이 알츠하이머병에 걸리기 쉽다

자신이 치매에 걸리기 쉬운 사람인지 아닌지가 궁금하다면 간단한 테스트를 해보면 된다. 보통 뇌의 어느 부분을 잘 쓰는지를 확인하면 치매에 잘 걸릴 유형인지 아닌지를 알 수 있다. 물론 이 테스트가 100% 정확하다고 할 수는 없으니, 위험한 유형이란 결과가 나왔다고 해서 낙담할 필요는 없다.

주로 쓰는 손에 따라 오른손잡이와 왼손잡이를 구분하는데, 마찬가지로 주로 사용하는 뇌에 따라 우뇌형과 좌뇌형을 구분할 수 있다. 우뇌와 좌뇌란 말을 들어보았을 것이다. 우뇌는 음악뇌라는 별칭이 붙은 것에서 알 수 있듯 감성(예술)의 뇌로, 공간지각을 지배하며 대상을 감정적으로 파악하는 사람이 주로 쓰는 뇌이다. 좌뇌는 이론이나 계산, 언어 등을 관장하는 뇌로, 이론에 강하고 논리적인 사람이 주로 쓴다.

자신이 우뇌형인지 좌뇌형인지를 알아보는 방법을 소개한다.

정면에서 조금 먼 곳에 있는 전신주나 건물 기둥처럼 목표로 삼을 세로 모양의 사물을 설정한다.

한쪽 손(좌우 어느 쪽이라도 가능)을 앞으로 뻗어 검지를 세운 뒤 목표로 삼은 세로 모양의 사물 위에 겹친다(두 눈으로 본다).

오른쪽 눈을 감고 왼쪽 눈으로만 본다. 이 때 검지가 목표 대상물에서 벗어나 있다면 좌뇌형이다.

왼쪽 눈을 감고 오른쪽 눈만 뜬다. 이 때 검지가 목표 대상물에서 벗어나 있다면 우뇌형이다.

좌우의 뇌는 뇌량이란 2억 개의 신경섬유 다발로 연결돼 있어서 왼쪽 몸을 통해 익힌 정보는 우뇌로, 오른쪽 몸을 통해 익힌 정보는 좌뇌로 들어간다.

'갓난아기는 오른쪽 뇌부터 발육한다' 라는 말이 있다. 태어난 지 얼마 안 된 갓난아기는 계산은 못 하지만, 딸랑이를 흔들거나 엄마가 말을 걸거나 음악을 들려주면 그 소리나 음성에 반응한다. 이는 감성, 즉 우뇌가 발달하고 있음을 의미한다. 좌뇌의 계산 능력은 우뇌보다 조금 늦게 획득된다. 여러 연구들에 의하면 갓난아기는 1세 무렵부터 수학에 대한 인식이 생긴다고 한다. 성장하면서 좌뇌가 학습을 하게 되면 우뇌보다 우위에 서기 시작한다. 감성보다 이론을 중시하게끔 바뀌는 것이다. 그러면 좌뇌는 더 많은 혈액을 필요로 하게 된다.

여기까지 설명했으면 다음 말은 충분히 짐작이 가리라 생각한다. 즉 좌뇌에서 정전기가 대량으로 발생하고 축적되어 방전하면 신경세포가 손상된다. 그렇다면 이른바 지식을 쌓거나 기억력에 의지하는 작업을 하는 사람이 치매에 걸리기 쉽다는 결론이 나온다. 실제로도 지적인 직업에 종사하는 사람에게 치매가 많다.

치매의 커다란 문제는 기억력의 감퇴에 있다. 방금 식사를 했는데도 그 사실을 잊어버린다. 가족의 얼굴도 잊어버린다. 이런 능력은 주로 좌뇌가 담당하는 분야다. 좌뇌형 인간과 치매의 관계가 보이지 않는가? 앞서 한 테스트에서 오른쪽 눈을 감고 왼쪽 눈으로만 보았을 때 손가락이 벗어난 사람은 주의가 필요하다. 4장을 잘 읽고서, 부지런히 정전기를 빼내는 습관을 들여 치매를 예방하기 바란다.

불이 붙기도 하는 방귀,
왜 뱃속에서는 폭발하지 않을까

⚡

체내 정전기에 대한 설명을 하다 보면 여러 가지 질문을 받는다. 전문가 입장에서는 전혀 생각을 해보지 않은 질문이 튀어나와서 어이가 없을 때도 있지만, 간혹 그 질문들 중에는 내게 공부가 되는 좋은 질문도 있다.

K가 이런 질문을 했다. 지금까지 내가 받은 질문 가운데 재미 면에서나 발상 면에서 단연 으뜸이 아닐까 싶다.

"흔히 방귀에도 불이 붙는다고들 하던데, 체내 정전기가 불꽃 방전을 일으켰다가 뱃속에서 불이 붙어서 폭발하는 거 아냐?"

뱃속에서 친 벼락 때문에 가스 폭발이 일어나면 어떡하느냐, 주유소에서도 정전기로 인한 폭발 사고가 일어나지 않도록 정전기 방지 장치를 설치하는데 몸속도 비슷하게 위험하지 않겠느냐는 걱정이었다. 듣고 보니 그럴 듯했다. 이 같은 상상력이야말로 과학을 발전시키는 매우 중요한 원동력이다.

내 나름대로 이 질문에 대답해보겠다. 방귀는 소장 상부에서 소화 흡수되지 않은 음식물의 찌꺼기가 소장의 하부나 대장에서 장내 세균의 작용으로 분해될 때 발생하는 가스(장내 가스)이다. 이 가스의 대부분은 장관에서 흡수되지만 채 흡수되지 못한 가스는 항문으로 배출된다.

장내 가스의 성분을 보면, 90%는 체외에서 입과 코로 들어온 공기이고 나머지 10%는 체내 미생물이 만들어낸 것이다. 주성분은 체외에서 흡수된 질소와 산소이다. 체내에서는 메탄이 만들어진다. 메탄은 항문 가까이에 있는 메탄균에 의해 합성된다. 3명 중 2명은 메탄이 전혀 없는 방귀를 뀐다고 한다. 메탄균이 없으면 황산환원균이 우세해지기 때문에 황화수소를 함유한 방귀가 만들어진다. 체내의 호기성균이 생산한 이산화탄소나 체외에서 들어온 이산화탄소, 미생물이 배출한 수소는 체내의 세균이 메탄을 합성할 때 혹은 황산환원균이 황화수소를 합성할 때 소비된다. 그러고 나면 메탄만이 남는다. 이 메탄가스가 불에 타는지의 여부가 체내에서 폭발이 일어나느냐 아니냐를 가르는 열쇠이다.

일반적으로 일상생활에서 정전기가 야기하는 문제들 가운데 가장 무서운 상황은 화재와 폭발 사고이다. 정전기 방전에는 위험한 종류와 그렇지 않은 종류가 있다. 화재의 원인이 될 위험이 있는 정전기 방전은 전기가 잘 통하는 금속제 장치나 인간의 몸, 즉 도체에서 발생한다. 도체는 대전된 상태에서도 내부 전하가 자유로이 돌아다닌다. 그 곳에 방전이 일어나면 그 때까지 대전돼 있던 정전기가 방전부(放電部)로 거세게 방출되면서 강한 불꽃을 일으킨다. 도체를 대전시키면 위험하다는 이유가 여기에 있다.

반면 절연체는 대전돼서 방전을 일으켜도 전하의 이동이 느리기 때문에 그렇게 강한 불꽃은 발생하지 않는다. 체내 정전기는 튀어봤자 모세혈관($8\sim20\mu$) 사이를 넘나드는 정도다. 전체적으로 보면 인체는 도체라서 표면의 정전기는 문 손잡이 등과 닿기 직전에 불꽃 방전을 일으키기도 하지만, 체내 정전기는 세포 수준에서 벌어지는 일이기 때문에 절연체의 방전이라고 보는 편이 타당하다. 즉 체내 정전기는 지방산이나 글리세린이라는 절연체에 대전돼 방전을 일으키기 때문에 그렇게 강한 불꽃은 발생하지 않고, 세포 수준에서의 방전이라 인화도 되지 않는다.

표 3을 보자. 메탄가스는 폭발한계[41]가 5~15%이며 최소발화에너지[42]는 0.28mJ이다. 수소나 아세틸렌이라면 인화 가능성이 있을지도 모르나 메탄가스라면 인화는 생각하기 어렵다. 다만 불이 붙어 폭발할 정도의 방전은 아니라 해도 세포 수준에서는 벼락에 직격당하면 커다란 손상을 입는다는 점은 지금껏 설명한 대로이다.

---

41) 폭발한계 : 수소나 메탄 따위의 가연성 기체와 산소의 혼합물이 점화되어 폭발이 일어나는 데 필요한 농도나 압력의 범위

42) 최소발화에너지(minimum ignition energy) : 가연성 가스나 액체의 증기 또는 폭발성 분진이 공기 중에 있을 때 이것을 발화시키는 데 필요한 최저의 에너지. 그 단위는 밀리줄(mJ)이다.

표 3 ░░░ 대표적인 가스의 최소발화에너지

물질명	화학식	폭발한계 (Vol.%)		최소발화에너지 (mJ)
		상한	하한	상한
수소	H_2	4.0	75.6	0.019
아세틸렌	$HC{\equiv}CH$	1.5	82.0	0.019
에틸렌	$CH_2{=}CH_2$	2.7	36.0	0.096
메탄올	CH_3OH	5.5	44.0	0.14
아크릴로니트릴	$CH_2{=}CHCN$	2.8	28.0	0.16
벤젠	C_6H_6	1.2	8.0	0.20
헥산	$CH_3(CH_2)_4CH_3$	1.1	7.5	0.24
부탄	C_4H_{10}	1.5	8.5	0.25
에탄	C_2H_6	3.0	15.5	0.25
프로판	$CH_3CH_2CH_3$	2.1	9.5	0.25
메탄	CH_4	5.0	15.0	0.28
아세트알데히드	CH_3CHO	4.0	60.0	0.376
초산에틸	$CH_3COOC_2H_5$	2.0	11.5	0.46
아세톤	CH_3COCH_3	2.1	13.0	1.15
톨루엔	$C_6H_5CH_3$	1.2	7.1	2.5

인용 : 小野雅司 靜電気学会誌15, 1991, 125-133

여담이지만, 치과 업계에서는 구강 내에서 발생하는 전류가 골칫거리다. 알루미늄포일이나 숟가락, 포크가 치아에 씌운 금속에 닿았을 때 입안으로 찌릿 하고 통증이 느껴지거나 불쾌한 느낌을 받을 때가 있다. 이는 전기가 흐르기 때문에 생기는 현상이다. 이 때의 전류를 갈바닉[43]이라고 한다. 갈바닉은 서로 다른 금속(예를 들면 음극에 은과 양극에 금)이 같은 구강 내에 존재할 때 타액(전해액)에 금속이온이 살짝 녹아나온 결과 입 안의 금속들 사이에서 전위차가 발생해서 생긴다. 말하자면 입 안에 전지가 생성된 상태라고 할 수 있다. 망간전지는 음극에 아연, 양극에 이산화망간, 전해질로는 염화아연을 사용한다.

갈바닉이 발생할 때 금속은 이온화된 상태이다. 즉 입 속으로 녹아나온 상황이라 쇠 맛이나 쇠 냄새가 난다. 또 녹아나온 금속이온이 혈액 속으로 들어가 금속알레르기를 일으키기도 한다. 이 밖에도 전암상태[44], 편평태선[45]의 원인 중 하나로도 보고 있다.

입 안에서 쇠 맛이 나서 신경에 거슬린다거나 금속알레르기 증상이 생겼다거나 전암상태인 사람은 치아의 금속을 같은 종류로 바꾸든가 세라믹이나 플라스틱(레진)으로 교환하는 등의 대책을 취해야 한다. 단, 갈바닉은 체내 정전기와는 다르니 오해가 없길 바란다.

---

43) 갈바닉(galvanic action) : 두 종류 금속의 접촉으로 전위차가 생기고 분극 현상에 의해 전류가 흐르는 것으로 특히 구강 내에서는 금속 충전물의 접촉에 의해 타액을 통해서 이 현상을 볼 수 있다. 금합금과 아말감 등과 같이 전위차가 큰 경우에 생기는 수가 있으며, 이 때의 동통을 갈바니 동통으로 부른다. 금속물의 부식과 변색의 원인이 되기도 한다.

44) 전암상태(前癌狀態) : 암은 아니지만 내버려두면 암이 될 확률이 비교적 높은 병적인 상태. 간암에 대한 간경화, 위암에 대한 위축 위염 따위가 있다.

45) 편평태선(扁平苔癬, lichen planus) : 피부와 점막에 특징적인 구진과 가려움증을 동반하는 염증성 피부질환

체내 벼락은
활성산소 이상으로 몸을 해친다

⚡

    체내에서 발생한 벼락에 의해 신경세포가 직접적인 피해를 입는다는 점이 체내 정전기가 초래하는 최대의 공포이다. 하지만 여기서 끝이 아니다. 체내 정전기를 마중물 삼아 벼락과 맞먹을 정도로 무서운 일이 체내에서 벌어지고 있다.

    인간은 나날이 노화해가는 존재이다. 노화의 원인에 대해서는 여러 가지 설이 있는데, 매우 유력한 설로 '활성산소설'이 있다. 활성산소라는 이름만 보면 '활기를 발산하는 산소' 같지만, 실제로는 체내에 지나치게 많아지면 세포나 조직을 공격해서 다양한 질병의 원인이 되는 '몸에 나쁜 산소'를 가리킨다. 간단히 말해서 '세포를 산화'시킨다. 산화란 녹이

슨다는 뜻으로, 다름 아닌 노화 작용을 의미한다.

우리가 호흡하는 산소는 삼중항산소(三重項酸素, triplet oxygen)라고 한다. 살아가기 위해서 꼭 필요한 요소이니 몸에는 해가 없으리라 생각하기 쉽지만 결코 그렇지 않다. 바깥에 쇠못을 놔두면 서서히 갈색으로 녹이 슬다가 결국에는 부슬부슬해진다. 이는 우리가 호흡하는 산소의 작용 때문이다. 삼중항산소는 몸에 악영향을 미친다 해도 그 정도가 미미하다. 하지만 산소가 좀 더 활성화해서 격렬하게 작용하면 몸에도 커다란 해를 미친다. 우리가 호흡하는 삼중항산소보다 반응성이 높은 산소를 '활성산소'라고 보면 된다.

우리의 생체를 비롯한 모든 물질은 원자와 분자로 구성된다. 그리고 원자는 원자핵과 전자로 이루어져 있다. 보통 원자 속 전자는 둘씩 쌍을 이루며 안정된 상태로 존재하지만, 드물게 전자가 쌍을 이루지 못하고 홀로 떨어져서 존재할 때가 있다. 이처럼 쌍을 이루지 못한 전자를 함유한 분자나 원자를 '프리라디칼(free radical)'이라고 한다. 쌍을 이루지 못한 전자는 스스로를 안정시키기 위해 가까이에 있는 물질의 전자를 빼앗는다. 이것이 산화 현상이다. 전자를 빼앗긴 쪽도 안정을 찾아 다른 물질에서 전자를 강탈한다. 이런 일이 꼬리를 물고 이어지면 활성산소 주변은 무질서한 상태가 된다. 그래서 결국 세포가 사멸하거나 유전자가 손상돼서 암화하게 된다.

몸속에서 만들어지는 활성산소에는 4종류가 있다.

- 일중항산소(一重項酸素, singlet oxygen) : 클로로필 등의 광증감 색소가 있을 때 삼중항산소가 일중항산소로 된다.
- 과산화물(超酸化物, superoxide) : 대표적인 활성산소로, 일반적인 산소에 전자가 하나 더 달라붙어 있다.
- 과산화수소(過酸化水素, H_2O_2) : 과산화물에 전자를 하나 더 받아들여서 만들어진다. 과산화수소 수용액은 옥시돌(oxydol)로, 살균과 소독에 쓰인다.
- 하이드록실 라디칼(hydroxyl radical, 수산기) : 가장 반응성이 강한 활성산소로, 과산화수소에 또 하나의 전자를 받아들여서 생긴다.

이 밖에 오존, 이산화질소 등도 넓은 의미에서 활성산소로 분류되며 체내에서 해를 끼친다.

왜 이런 해로운 물질이 체내에 있을까?

사실 활성산소는 우리가 생명활동을 하는 한 끊임없이 발생한다. 세포 내부에 있는 미토콘드리아가 에너지를 생산할 때 산소는 당질에서 전자를 빼앗아 순차적으로 과산화물→ 과산화수소 → 하이드록실 라디칼을 거쳐 물이 된다. 이 과정에서 산소는 몇 번이나 활성산소로 바뀐다. 이는 식사로 섭취한 당질을 아데노신삼인산(adenosine triphosphate, ATP)이라는 활동에 필요한 에너지 물질로 바꾸려면 반드시 거쳐야 하는 과정이다. 모든 활성산소가 물로 바뀐다면 아무 문제가 없지만, 개중에는 물이 되지 않고 체내에 남는 활성산소가 있는데, 이들이 세포를 손상시킨다.

세포 손상을 막기 위해 각 조직에는 항산화효소라고 해서 활성산소를 소거 혹은 제거하는 효소가 존재한다. 통상적인 생명활동 중에 발생한 활성산소는 효소가 처리해준다고 보면 된다.

체내로 들어와 대사를 끝마친 산소 가운데 1~2%는 활성산소로 바뀐다고 한다. '고작 1~2%'라고 할지도 모르나, 이들이 체내의 지방과 단백질을 산화시키고 산화된 지방과 단백질이 꼬리에 꼬리를 물고 다른 지방들까지 산화시키는 연쇄작용이 일어난다는 점을 감안하면 수가 적다고 안심할 일이 아니다. 현재로서는, 내장에 지방이 쌓이면 그 곳으로 체내에서 면역을 담당하는 T림프구가 모여들어 염증을 일으키기 때문에 고혈당 등의 대사증후군(내장지방증후군)으로 이어지는 것까지는 실험을 통해 밝혀졌지만, 왜 지방이 쌓이면 T림프구가 모여드는지는 알려지지 않았다. 이것에 대한 나의 생각은 이렇다.

지방이 활성산소를 만나 산화되면 과산화지질이 된다.

과산화지질은 몸에 해가 되는 물질이니 신속히 제거할 필요가 있다.

과산화지질을 제거하기 위해 T림프구 같은 면역 담당 세포가 모여든다.

활성산소가 대량으로 발생할 때

본디 활성산소는 에너지를 생산하는 과정에서 생기지만, 그 외에도 활성산소가 대량으로 발생하는 경우가 있다. 이 때 처리되지 못한 활성산소가 세포를 노화시킨다. 생리적인 작용을 제외하면 활성산소가 대량으로 발생하는 경우는 다음과 같다.

● **자외선, 방사선 등을 쬐었을 때**

체내의 물 분자가 자외선이나 방사선에 의해 찢기면서 활성산소가 생긴다.

● **약물, 첨가물 등을 섭취했을 때**

이들은 이물질이기 때문에 간에서 해독시킨 다음 배출된다. 이 과정에서 활성산소가 발생한다. 항암제 중에는 활성산소를 발생시키는 종류가 많은데, 블레오마이신(bleomycin)이나 포토프린(photofrin) 같은 일부 항암제는 암세포 속에서 활성산소를 발생시켜서 항암 효과를 노린다. 이 때 암세포를 공격하면서 근처에 있는 정상 세포까지 공격한다.

● **격렬하게 운동을 할 때**

대사가 높아지면 높아질수록 산소의 소비량이 늘어난다. 그에 따라 활성산소의 발생량도 증가한다.

분노, 공포, 슬픔, 기쁨 같은 감정을 느끼면 제각각의 호르몬이 분비된다. 공포의 호르몬인 아드레날린, 분노의 호르몬인 노르아드레날린, 행복의 호르몬인 도파민 등이 분비되거나 분해될 때도 대량의 활성산소가 발생한다. 너무 기뻐도 활성산소가 많이 생긴다. 특히 스트레스를 받아서 교감신경이 긴장하면 교감신경 말단에서 노르아드레날린이, 그리고 부신피질에서 아드레날린 같은 신경전달물질이 분비되기 때문에 주의가 필요하다.

백혈구의 성분비는 과립구(주로 호중구)가 60%, 림프구가 30%, 단핵구가 5% 정도의 비율인데 감정의 기복에 따라 아드레날린이나 노르아드레날린의 분비가 늘어나면 호중구도 증식한다. 호중구에는 아드레날린의 수용체가 있어서 아드레날린과 결합하면 호중구가 활성화돼서 활성산소를 다량 방출한다고 한다. 활성산소의 근원을 더듬어 올라가면 '교감신경의 긴장'이 있으며, 활성산소의 80%가 호중구라고 한다.

인체는 뛰어난 방어 시스템을 갖추고 있다. 세포 감염으로 염증이 생기면 호중구와 단핵구, 림프구, 호염기구, 호산구가 차례대로 출현해서 염증을 종결시킨다. 호중구는 활성산소로 세균을 공격한 뒤 자기 자신도 함께 붕괴한다. 이것이 고름이며, 세균과 호중구의 사체이다. 이어서 단핵구가 포식(捕食)하고, 그래도 끝이 안 나면 림프구의 β세포가 면역글로불린(IgG, IgA, IgM, IgD, IgE)을, T세포가 림포카인(lymphokine) 등을 분비해서 세균을 공격한다. 이 때 호염기구가 산으로 조직을 산성화해서 세균의 증식을 억제하고, 이어서 호산구가 탄산수소나트륨 등으로 산성화한 조직을 중화시켜서 조직을 지키고 염증을 종결시킨다.

요약하면, 세균의 침입과 동시에 면역 시스템의 대활약이 시작되며, 세균을 해치워버리고 물러간 자리에는 대량의 활성산소만이 남는다.

● 체내 정전기가 방전될 때

체내 정전기가 방전되면 오존과 이산화질소 등이 생산된다. 정전기가 방전되면 벼락에 맞먹을 정도로 무서운 일이 일어난다고 했는데, 이는 사실 체내 정전기 때문에 활성산소가 생긴다는 뜻이다.

넓은 의미에서의 활성산소로는 오존이 있다. 화학기호로 쓰면 O_3이다. 산소 3개가 이어져 있어 매우 불안정하기 때문에 주변에서 전자를 빼앗아 안정되고자 한다. 원자나 분자가 전자를 빼앗기는 현상을 산화라고 한다. 즉 오존은 주변에 있는 물질을 노화시키고 사멸시켜버리는 성질이 있다. 소량일 때는 살균작용이 있어 환영받지만, 양이 많아지면 생명까지 위협한다.

오존이 벼락 뒤에 발생한다는 이야기는 이미 알려져 있다. 벼락이 치면 쌀농사가 풍년이 든다는 말이 있는데, 그 이유는 벼락이라는 방전 현상으로 대량 발생한 오존의 살균 작용 덕분에 쌀을 비롯한 농작물에 발생하는 병원균이 대량으로 사멸하고, 그 결과 작물에 미치는 병원균의 피해가 줄어들기 때문이다.

오존은 산소 속에서 강렬한 방전이 일어날 때 생긴다. 또 자외선 방사나 방전을 이용해 인공적으로도 오존을 만들어낼 수 있다. 방전 에너지라는 '무식한 힘'으로 산소라는 안정된 기체에 전자를 억지로 갖다붙이면 오존이 생긴다. 오존과 비슷하게 강력한 산화력을 지닌 이산화질소 역시 방전으로 만들어진다. 오존과 이산화질소의 해는 그다지 문제되지 않는데, 나는 활성산소 이상으로 이들이 끼치는 해가 크다고 생각한다.

불안정한 물질을 안정시키는 일이야 간단하지만, 안정된 물질을 불안정하게 만들려면 엄청난 에너지가 필요하다. 몸속에서 그런 엄청난 에너지를 얻으려면 방전을 기다리는 수밖에 없다. 즉 정전기가 쌓여 생기는 벼락이 오존과 이산화질소라는 활성산소를 만들어낼 가능성이 매우 높다.

"그렇다면 세포는 정전기에서 나온 벼락의 공격을 받고, 거기다 벼락 때문에 발생한 활성산소의 공격까지 받는다는 얘기네. 이중으로 공격을 받는 꼴이니 암에 걸린다 해도 이상할 게 없겠군."

K는 연신 고개를 끄덕였다. 이놈저놈에게 시달린 세포는 질병으로 가는 최대의 원인이 된다. 그리고 그 근원을 캐보면 결국 정전기가 나온다. 몸속에 쌓인 정전기를 제거하는 것이 질병 예방에 얼마나 중요한지 이제는 알았을 것이다.

활성산소가
꼭 필요할 때도 있다

⚡

활성산소는 수많은 질병의 발생에 관여하지만, 우리 몸에 나쁜 영향만 주는 것은 아니다. 활성산소는 '양날의 칼'이다. 앞에서도 나왔지만, 그중 하나가 살균작용이다. 몸속으로 바이러스나 세균 같은 이물질이 침입하면 제일 먼저 호중구와 대식세포가 출동하는데, 이들이 이물질을 해치울 때 쓰는 무기가 바로 활성산소이다.

활성산소는 세포 증식에도 필요하다. 인간의 일생 중 활성산소의 생산이 많아지는 시기가 있다. 임신했을 때와 수술 후 회복기이다. 임신을 하면 처음엔 하나의 세포에 불과했던 수정란이 열 달이 지나는 동안 3kg의 무게에 세포수가 3조 개나 되는 태아로 자라나는데, 그 에너지를 활성산소에서 얻는다. 수술 후에도 상처가 나으려면 세포가 활발히 증식해야 하는데 이 때도 활성산소가 필요하다. 따라서 이런 경우에는 활성산소를 제거하는 항산화물질을 많이 공급해서는 안 된다. 비타민A에는 항산화작용이 있는데, 임신 기간에 비타민A가 풍부한 간을 너무 많이 먹으면 몸이 불편한 아이를 출산할 위험성이 높아진다. 즉 임산부는 기운을 북돋겠다고 불고기를 먹기보다는 되도록 채식을 하도록 노력해야 한다. 활성산소는 너무 많이 발생해도 문제지만 지나치게 억제해도 안 된다.

생물은 독성이 있는 산소가 생겨도 그것을 제거하거나 해독하는 방법을 오랜 진화 과정 속에서 익혀왔다. 하지만 에너지 대사의 균형이 무너져서 활성산소가 다량으로 생기면 미처 없애지 못한 일부가 남게 되고, 다시 그마저 몽땅 소거하는 능력을 획득하는 과정을 반복하는 가운데 인간을 비롯한 생물은 환경에 대응해왔다. 하지만 생물은 아직 하이드록실 라디칼이라는 강력한 활성산소를 소거 혹은 해독하는 효소를 획득하지 못했다. 그 이유는 임신기나 상처 회복기에 꼭 필요하기 때문인데, 하이드록실 라디칼이 일단 생성되면 세포 손상은 불가피하다. 꼭 필요하긴 하지만 세포 손상을 감수해야 하는, 인체로서는 삼킬 수도 뱉을 수도 없는 참으로 난감한 존재인 것이다.

하지만 활성산소는 암을 유발하는 유력한 범인으로 간주되고 있다(유전자의 사슬을 절단한다). 즉 생물은 밖에서 발암물질을 받아들이지 않는다 하더라도 세포의 작용 자체에 이미 발암 가능성을 내재한 시스템을 갖추고 있는 것이다. 임신했을 때나 수술한 뒤처럼 세포분열이 필요한 시기를 제외하면 활성산소는 되도록 제거하는 편이 좋은데, 일상생활 속에서 다음과 같은 습관을 실천하는 것이 중요하다.

- 과음과 과식을 삼가고 소식한다.
- 항산화작용이 있는 음식을 적극 섭취한다.
- 격렬한 운동을 하지 않는다.
- 정신적인 동요를 줄인다.
- 과로와 수면 부족을 피한다.

체내 정전기는 신경세포를
노화시킨다

⚡

　활성산소의 발생에도 깊이 관여한다는 데서 알 수 있듯이, 체내 정전기의 작용은 다양한 측면에서 설명할 수 있다.

　산화와 환원이란 말을 들어보았으리라. 산화환원반응이란, 반응물에서 생성물이 생기는 과정에서 원자나 이온을 주고받거나 혹은 화합물들 사이에서 전자를 주고받는 화학반응을 가리킨다. 산화와 환원은 항상 짝을 이루는 관계이다. 어떤 물질의 산화 과정은 반드시 다른 물질의 환원 과정과 병행해서 진행된다. 전자를 방출하는 물질이 있으면 그 전자를 받아들이는 물질이 동시에 존재하기 때문이다.

　전자를 방출하면 '산화', 전자를 받아들이면 '환원'이라고 한다. 물을 예로 들면, 수소 쪽에서 보면 산소에게 전자를 빼앗겼으니 산화반응이며, 산소 쪽에서 보면 수소에서 전자를 받았기 때문에 환원되었다는 관계가 성립한다. 즉 반응을 바라보는 사람의 목적이나 입장 차이에 따라 단순하게 '산화반응'이니 '환원반응'이라고 호칭을 붙이지만, 조금만 시야를 넓히면 양쪽 다 산화환원반응이라 불러야 옳다.

그러나 현실적으로 산화환원반응식을 보면 산화되는 물질이 전자를 방출하는 반응과 환원되는 물질이 전자를 받아들이는 반응으로 나눠서 각각 기술하는 경우가 많기 때문에 두 반응이 따로따로 일어나는 일처럼 착각하기 쉽다. 반응식도 전자를 포함한 2개의 반응식으로 분할해서 기술한다. 이처럼 전자를 포함한 반응식을 반반응식(半反應式), 반전지반응식(半電池反應式) 혹은 반전지식(半電池式)이라고 한다.

산화환원반응은 산소와 관련돼 있다고 생각하기 쉽지만, 산소의 관여 없이 산화환원전위[46]의 차에 따라 자발적으로 금속이 석출(析出)되는 반응도 있다. 다음과 같은 반응이 그렇다.

$$Cu^2 + Zn \rightarrow Cu + Zn^{2+}$$

이 역시 산화환원반응의 하나로 금속아연은 전자를 잃고 아연이온이 되었고, 구리이온은 전자를 받아 금속구리가 되었다. 따라서 산화환원반

---

46) 산화환원전위(oxidation reduction potential, 酸化還元電位) : 어떤 물질이 산화되거나 환원되려는 경향의 강도를 나타낸 값

응의 본질은 산소의 관여 여부에 상관없이 전자를 주고받는 데 있다고 할 수 있다. 이 밖에도 산소나 금속의 관여 없이도 전자를 주고받는 반응이 다수 존재하는데, 이들을 통틀어 산화환원반응이란 개념으로 이해한다. 산소나 금속이 관여하는 반응은 방대한 산화환원반응 중에서 극히 일부에 지나지 않는다.

산화환원반응은 좁은 뜻으로는 '1전자의 이동이 일어나는 반응'만을 의미하기도 하는데, 바로 전자이동반응이라고도 부르는 매우 기본적인 반응(단일단계반응 또는 단위반응, elmentary reaction)의 하나다. 넓은 뜻으로는 전자이동반응이 중심이 되는 화학반응(건반응, 鍵反應, key reaction) 전부를 가리킬 때가 많다. 일반적으로 전자를 주는 쪽을 전자공여체(전자주개)라고 하며 전자를 받는 쪽을 전자수용체(전자받개)라고 부른다. 전자이동반응 속도에 관해서는 기본적으로 마커스-해시 이론으로 설명되는데, 루돌프 마커스[47]는 이 업적으로 1992년에 노벨 화학상을 수상했다.

전자이동반응 중 기저 상태(최저 에너지 상태)에서부터 진행되는 전자이동반응을 열전자 이동(thermal electron transfer), 광여기 상태(높은 에너지 상태)에서부터 진행되는 전자이동반응을 광전자 이동(photoelectron transfer)이라고 부른다. 즉 일반적으로는 전자가 이동하는 현상이 산화환원반응이며, 여기에는 다양한 형태가 존재한다.

---

47) 루돌프 마커스(Rudolph Rudy Arthur Marcus, 1923~) : 캐나다 출신의 미국 이론화학자. 금속과 비금속이 반응해 생기는 복잡한 착화합물이 서로 전자를 주고받는 산화환원반응으로 인해 생겨난다는 사실을 처음으로 규명했다. 1985년 볼프상, 1989년 미국 과학상을 받았고, 1992년에는 노벨 화학상을 받았다.

그런 관점에서 보면 정전기의 새로운 측면이 눈에 들어온다. 어느 세포가 양전하로 대전됐다고 치자. 양전하로 대전됐다는 말은 전자가 적은 상태를 의미한다. '전자가 적은 상태'를 산화환원반응으로 표현하면 '전자를 방출했다'는 말과 같으니, 이는 곧 산화반응이 일어난 상황과 매한가지이다. 반대로 음전하로 대전됐다고 하면 전자가 많다는 뜻이므로 전자를 받은 상태, 즉 환원반응이다. 이런 식으로 생각을 이어가면 양전하를 띤 체내 정전기가 발생해서 지방이나 글리세린에 쌓이면 이는 곧 노화로 이어진다는 결론이 나온다(산화 = 노화).

신경세포가 산화되면 알츠하이머병에 걸리기 쉽고, 신경세포가 아닌 일반 세포라면 암을 비롯한 다양한 만성병의 원인이 되기도 한다. 이처럼 체내 정전기는 벼락뿐만 아니라, 앞에서 설명한 활성산소의 모습으로 혹은 이번에 설명한 산화라는 탈을 쓰고서 모든 현상에서 갖가지 반응을 일으켜가며 우리 몸에 해를 끼친다.

체내 벼락의 유전자 직격,
그것이 암의 시작이다

⚡

5년쯤 전에 K의 아버지가 전립선암에 걸리셨다. 일찍 발견한 덕분에 방사선치료와 호르몬치료로 좋아지셨다. 내 아버지는 암으로 돌아가셨다. 친한 친구도 암으로 투병 중이다. 암은 정말 어려운 질병이다. K의 아버지처럼 발병 초기에 발견하면 모르지만 전이하거나 재발하면 치료가 어렵기 짝이 없다. 그렇기에 암은 반드시 예방해야 하며, 조기 발견도 치료 후의 재발 방지도 무척 중요하다.

K는 체내 정전기와 암의 관계를 궁금해했다. 몸속에 쌓인 정전기를 빼내면 암이 사라지느냐고 묻기에 "그러기는 어렵다"고 대답해주었다. 몸속에 쌓인 정전기를 빼는 것은 어디까지나 암에 걸리지 않기 위해서,

재발을 방지하기 위해서라고 생각해야 한다.

이번에는 체내 정전기가 암을 만든다고 보는 내 가설을 소개한다. 물론 암의 원인은 정전기 외에 여럿이 있다. 하지만 체내 정전기가 다양한 요인들과 얽혀 있다는 점에서 체내 정전기를 빼는 것이 암 예방의 기본이라고 나는 생각한다.

세포의 분열과 증식은 본래 유전자의 지령을 받아 조절된다. 암은 그 조절이 받아들여지지 않는 상태로, 암세포는 유전자의 지령을 무시하고 저 혼자 자립해서 끊임없이 증식한다. 즉 암화의 원인은 유전자의 이상에 있는 것이다.

유전자 중에는 암화를 촉진하는 것이 있다. 예를 들어, 다친 곳을 회복하려면 격렬한 세포분열이 필요하기 때문에 암화 유전자가 활성화되지만 회복이 되고 나면 암 억제 유전자가 활동을 시작해서 분열을 멈춘다. 이런 시스템이 제대로 이루어지면 암에 걸리지 않는다.

세포막은 지방과 글리세린으로 돼 있다. 거듭 말하지만, 바로 이 곳에 체내 정전기가 쌓인다. 그리고 어느 순간 우르릉 쾅쾅 하고 벼락이 내리친다. 어디에 떨어질지는 아무도 모른다. 세포의 수는 60조 개나 된다. 그들 중 어느 한 곳의 유전자, 그것도 암을 발생시키거나 억제하는 유전자에 떨어질 수도 있다. 암 유전자가 손상돼서 세포의 암화가 촉진되거나, 암 억제 유전자가 고장나서 세포의 암화를 저지하지 못하게 된다면 이것이 바로 암의 시작이다.

암과 관련있는 유전자로 P53[48]이 유명하다. P53 유전자는 DNA가 많이 손상된 세포를 아포토시스(apoptosis, 세포 자살)로 유도하는 기능이 있다. 방전이나 활성산소로 손상된 세포는 P53의 명령을 받아 자폭하는 시스템이 갖춰져 있다는 뜻이다. 그런데 사령탑인 P53이 손상돼서 그 기능을 상실하면 어떻게 될까? 이상세포는 이상을 일으킨 채로 증식한다. 암화한 세포가 아직 적은 동안에는 면역 기능이 움직여서 이상세포는 배제되지만, 세포의 암화가 잇달아 진행되면 면역 기능도 감당을 못하게 되어 마침내는 '암'이라는 위험한 상황을 맞고 만다.

이 역시 근원을 캐보면 체내 여기저기서 발생한 벼락이 원인이다. 여기에 활성산소의 피해까지 더해지기 때문에 3명 중 1명이 암에 걸린다는 말이 당연하게 여겨질 정도로 체내 환경이 악화된다. 그러나 벼락이 생기지 않도록 몸속에 쌓인 정전기를 빼낸다면 암화하는 세포는 면역 기능만으로도 충분히 대응해서 적은 수로도 억제될 수 있다.

---

48) P53 : 세포의 이상증식을 억제하고 암세포가 사멸되도록 유도하는 역할을 하는 유전자로, 항암유전자라고 불린다. 23개의 인간 염색체 쌍 가운데 17번째에 존재한다. P53 유전자가 제 기능을 하지 못하면 분열과 성장 그리고 소멸을 규칙적으로 반복하는 세포가 돌연변이를 일으켜 비정상적으로 분열만을 반복함으로써 암세포가 된다고 알려져 있다. 암세포의 약 80%는 P53 유전자가 변이 또는 상실되기 때문에 생기는 것으로 본다.

아토피는 알레르기가
아니다

⚡

"맨 처음에 아토피 얘기를 했잖아. 우리 딸도 어렸을 때 아토피로 고생했거든. 스테로이드는 위험하다고 해서 쓰지 않았지만, 보고 있자니 가엾어서 말이야. 다행히 초등학교에 입학할 무렵에는 나아졌는데, 그래도 가만 있으면 안 될 것 같아. 아토피에 대해서 가르쳐줘."

알츠하이머병, 암과 나란히 사회문제로 떠오른 질병이 아토피피부염이다. 아토피는 본인도 괴롭지만 지켜보는 가족도 고통스럽다. 내 병원에도 아토피 환자들이 많이 찾아온다. 본인도 가족도 어떡해서든 고치고 싶어한다. 그런 모습을 보고 있자면 뭐라도 해주고 싶다.

나는 필사적으로 아토피에 대해서 공부했고 그 대책을 연구했다. 그 결과 현재의 의학 상식을 뒤엎는 가설을 근거로 치료를 시작하게 되었다. 그랬더니 놀라운 개선 사례가 연달아 나왔다.

"의학 상식을 뒤엎는 가설이라고?"

K의 눈이 형형하게 빛났다. 빰빠밤! 나는 한 마디로 정리했다.

"아토피는 알레르기가 아냐!"

이렇게까지 말하면 과장이 너무 심한가? 그래서 고쳐 말했다.

"알레르기만이 아토피의 원인이라고 단정할 수 없어."

K가 알 수 없다는 표정을 지었다.

"그 말은 어째 납득이 안 가는데. 아토피가 알레르기란 건 상식이잖아?"

세상 사람들 백이면 백, K와 같은 반응을 보이리라 생각한다. 나 또한 과거에는 '아토피＝알레르기'라고 전제하고 환자들을 지도했다. 하지만 알레르기라고 생각하고 치료를 했더니 증상이 좀처럼 호전되지 않았다. 그래서 눈을 딱 감고 발상을 바꿨더니 놀라운 결과가 나왔다.

"인간의 감정에 제일 먼저 반응하는 조직이 뭔지 아나?"

나는 K에게 질문했다.

"근육인가?"

자신없는 어조로 K가 대답했다.

"바로 그거야! 그렇다면 어느 근육일까?"

"글쎄…."

"사람이 놀랐을 때 온몸에 무슨 일이 생기지?"

"놀랐을 때? 털이 쭈뼛 서지. 오싹하면서 닭살이 돋고 말이야."

"그렇지. 그럼 왜 털이 설까? 닭살은 왜 돋고?"

가장 반응이 빠른 곳은 근섬유의 작은 근육인 '입모근'이다. 입모근이 수축하면 모근 부분에서 털을 비스듬히 위쪽으로 팽팽하게 잡아당긴다. 그러면 털이 일어서고 털 주위(모공부)가 융기하면서 닭살이 돋는다. 어린아이가 엄마에게 혼나는 모습을 떠올려보자. 부모에게 혼나는 상황은 아이에게는 엄청난 공포다. 스트레스다. 그러면 입모근이 긴장한다. 순간적으로 털이 일어서고 닭살이 돋는다. 아마 입모근이란 말을 처음 듣는 독자분이 많으리라 생각하는데, 이번 기회에 꼭 기억하기 바란다. 아토피는 스트레스로 입모근이 긴장하는 데서 시작된다. 이것이 나의 가설인 '입모근 긴장설'이다.

내가 이 가설에 자신을 갖는 이유는 이 이론에 근거한 방법으로 치료하면 예외 없이 아토피피부염이 개선되기 때문이다. 나는 25년도 더 옛날부터 '아토피는 스트레스가 주된 요인'이라고 계속 주장해왔다. 의학계에서도 약 15년 전부터 '스트레스도 고려해야 한다'는 말을 하기 시작했지만, 유감스럽게도 아토피에 스트레스가 어떤 식으로 작용하는지에 대한 설명은 명확히 하지 못하는 것이 현실이다. 그래서 내가 그 메커니즘을 간단하게 설명하겠다.

더위와 추위는 물론이고 시기, 질투, 분노, 슬픔, 공포 같은 감정도 커다란 스트레스다. 이들 스트레스에 제일 먼저 반응하는 곳은 K의 대답대로 뇌가 아닌 근육이다. 근육 중에서도 가장 작은 근육이 가장 빨리 반응하는데, 바로 모근과 진피 사이에 존재하는 입모근이라는 민무늬근이다[그림 20 참고].

인간이 보온 기술을 습득하면서 전신을 뒤덮던 털은 사라졌지만 입모근은 지금도 온몸에 존재하며, 그 근육이 극도로 긴장하면 닭살이 돋는다. 스트레스를 받으면 본인도 모르는 사이에 이 근육은 적잖이 긴장한다. 그러면 그 곳을 통과하는 혈관과 림프관, 조직이나 신경이 압박을 받아 혈액순환이나 체액의 순환이 방해를 받으면서 영양부족에 빠지는데,

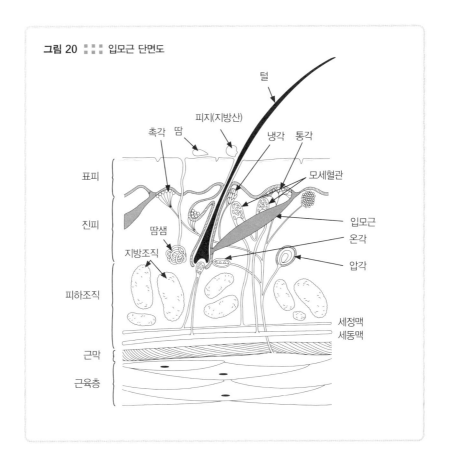

그림 20 ░░░ 입모근 단면도

이를 우리 몸은 가려움으로 느낀다. 이 때의 가려움은 뇌가 피부조직의 영양부족을 보충하라고 내리는 명령이다. 그런데 정작 우리는 가려우니 긁고, 벅벅 긁으니 땀샘이나 피지선이 손상되거나 으스러져 땀샘이나 피지선의 기능이 저하되는 악순환이 반복된다.

땀은 99.9%가 염화나트륨과 소량의 요소, 비타민C 등을 포함한 수분으로 이루어져 있다. pH는 4~6의 산성인데, 땀샘의 기능이 떨어지면 본래 땀 성분이 아닌 체내 필수미네랄인 Ca(칼슘), K(칼륨), Mg(마그네슘), Zn(아연) 등의 알칼리성 이온이 섞여 들어가 땀의 pH를 알칼리 쪽으로 기울인다. 이 상태에서 피부를 긁으면 알칼리성 땀이 피부 표면을 덮은 지방산(산성)과 뒤섞인다. 여기에다 자연의 외부 에너지(체온, 기온, 자외선 등)가 가해지면 땀 속의 알칼리성 금속과 피부의 지방산이 화학반응을 일으키는 경우가 생긴다.

알칼리성 금속과 지방산이 결합한 물질을 비누라고 부른다. 고형 비누는 지방산과 나트륨을 결합시켜서 만들고, 대부분의 샴푸는 지방산과 칼륨을 결합시킨 제품이다. 즉 벅벅 긁는 행위는 자체적으로 피부 표면에 비누를 만드는 격이다. 지방산이 떨어져 나가면서 본래 건조하지 않던 피부가 쉽게 건조해지기도 하고, 비누가 생겨난 줄도 모르고 방치해뒀다가 피부가 거칠어지고, 또 외적으로도 자외선이나 집먼지같이 눈에 보이지 않는 자극이 더해지면서 피부 상태는 더욱 악화된다.

즉 다음과 같은 과정이 반복되면서 아토피피부염 특유의 심각한 피부로 바뀐다.

'스트레스 → 입모근의 긴장 → 피부조직의 영양부족 → 가려움 → 긁는 행위 → 땀샘 손상으로 인한 땀(알칼리성 금속을 함유) → 땀+지방산(피지)+외부 에너지로 비누(지방산+알칼리성 금속) 발생 → 비누로 인해 피부가 거칠어짐+외적 요인'

겨울보다 여름철에 아토피피부염이 심해지는 경향이 있으며, 팔꿈치 안쪽이나 목덜미처럼 땀이 잘 나고 땀이 차기 쉬운 곳, 그리고 무심코 긁기 쉬운 곳에 많이 발증한다는 점도 내 가설을 뒷받침한다고 생각한다.

내 설명을 들은 K는 "그게 아토피란 말이지?"라면서 반신반의하는 눈치다.

스트레스 제거가 아토피 치료의 1순위다

아토피를 알레르기라고 보면 장담하건대 절대 치료하지 못한다. 아토피를 알레르기로 분류할 경우 스테로이드제를 주로 쓰는데, 긴급피난용으로 이 약을 쓰면 굉장히 효과가 좋지만 장기간 사용하면 부작용이 나타난다. 그래서 나는 K에게 내 지도를 받고 아토피가 호전된 환자들의 사진을 보여주었다. 불과 몇 개월 만에 일어난 변화인데, 놀랄 정도로 증상이 개선되었다[사진 4 참고].

이런 사례가 하나둘이 아니다. 호전된 사람만 골라서 보여주는 것도 아니다. 내 병원에 상담하러 온 아토피 환자들 모두가 극적으로 개선되고 있

사진 4 :::

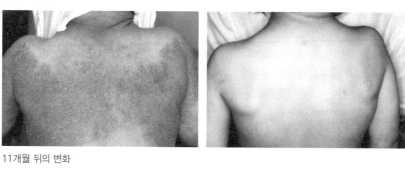

11개월 뒤의 변화

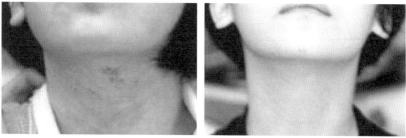

4개월 뒤의 변화

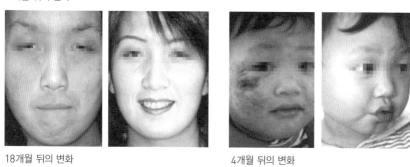

18개월 뒤의 변화   4개월 뒤의 변화

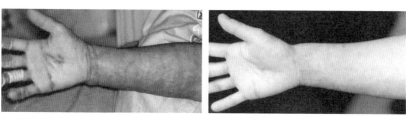

8개월 뒤의 변화

다. K는 앨범을 뚫어져라 들여다보더니 소리쳤다.

"굉장하군!"

K는 한동안 말없이 술을 마시다가 마침내 입을 열었다.

"이게 진짜라면 대단한 일이야. 어떻게 한 거야? 고통받는 사람들이 그렇게 많은데, 치료 방법을 좀 더 세상에 알려야 하지 않겠나?"

술기운 탓도 있지만, K의 눈에 핏발이 섰다. 어떻게 하면 되느냐고? 그리 어렵지 않다. 지금까지 설명했듯이, 원인을 알고 있으니 원인만 제거하면 된다. 화재가 났을 때 불을 끄려면 발화물질, 산소, 온도 가운데 아무것이나 하나만 제거하면 된다. 아토피도 마찬가지다. 원인 중 하나를 없애면 낫는다.

아토피의 근본 원인은 무엇인가? 그것은 바로 입모근의 긴장이며, 입모근이 긴장하는 원인은 스트레스다. 태어날 때부터 스트레스에 약한 사람이 있다. 스트레스에 약한 사람이 아토피에 걸리기 쉬운 것은 굳이 말할 필요도 없다. 자녀가 아토피라면, 그 아이는 스트레스에 약한 아이임을 감안하고 시시콜콜 잔소리를 하지 않아야 한다. '포옹요법(hug therapy)'이라고 해서 아버지나 어머니가 하루에 10분씩 아이를 안아주면 아토피가 좋아진다는 보고가 있는데, 스트레스를 완화시킨다는 의미에서 매우 효과적인 방법이다. 스트레스를 줄여줌과 동시에 피부 케어를 해주면 아토피는 많이 좋아진다.

아토피란 병은 피부에 항상 비누를 달고 사는 형상이기 때문에 피부 케어를 할 때는 이를 깨끗이 씻어낼 필요가 있다. K가 딸의 아토피로 고생하던 시절의 이야기를 꺼냈다.

"피부 케어만큼은 정말 잘해줬다고 자부하네."

"어떤 식으로 해줬는데?"

"비누로 깨끗이 씻어줬지. 때도 말끔히 벗겨줬고."

하지만 여기에도 문제가 있다. 무조건 씻는다고 좋은 것이 아니다. 좋은 비누를 고를 필요가 있다. 우선 계면활성제나 방부제가 들어간 비누, 고급 알코올을 함유한 비누는 피한다. 좀 더 완벽을 기하려면 세탁 세제도 계면활성제나 방부제가 들어가지 않은 것으로 신경 써서 골라야 한다. 세제에 들어 있는 계면활성제가 섬유에 남아서 그 자극 때문에 증상이 호전되지 않는 경우를 몇 번이나 경험했다.

계면활성제나 방부제가 들어가지 않은 비누와 세제는 흔하지는 않지만 찾다 보면 반드시 나온다. 좋은 것을 찾아내겠다는 열정이 무척 중요하다. 적당히 대충 해서는 아토피처럼 복합적인 원인으로 생긴 질병은 결코 좋아지지 않는다.

때를 박박 밀면 아토피는 악화된다

"그러고 보니 그 때 우린 일반 비누를 썼어, 그런 내용을 몰랐으니까. 하지만 매끈매끈해질 때까지 깨끗이 씻어줬어."

바로 이 '매끈매끈'이 문제다. 때를 말끔히 벗겨내는 것, 여기에 함정이 있다. 피부는 표면에서부터 차례로 표피, 진피, 피하조직의 세 층으로 나뉜다. 표피는 다시 여러 층으로 나뉘는데, 가장 바깥쪽부터 각질층(케라틴층), 과립층, 유자층, 기저층이다. 진피에는 혈관, 림프관과 신경이 지나지만 표피에는 없다. 혈관을 통해 공급된 영양과 산소를 받아 표피의 가장 아래쪽인 기저층에서는 새로운 세포가 만들어진다. 그리고 생성된 순서대로 밀려올라가 마지막에는 각질층에서 때가 되어 떨어져나간다. 이 사이클을 '신진대사'라고 한다.

각질층은 피부와 접촉하는 외부물질로부터 신체를 보호하는 방어 기능이 주된 역할이다. 그 표면은 피지선에서 분비된 피지막이라는 기름막으로 덮여 있어 외계에서 온 자극을 막는다. 여기서 어디까지가 때이고 어디까지가 각질층인지 구분이 쉽지 않다는 점이 문제다.

피부 표면에서는 어떤 일이 일어나고 있을까? 매우 약하긴 하나 화학반응이 일어나고 있다.

"중화반응이 뭔지는 알지?"

K가 크게 고개를 끄덕였다. NaOH(수산화나트륨)은 강알칼리로 매우 위험한 물질이다. 여기에 강산으로 엄청나게 위험한 HCl(염산)을 같은 분량으로 반응시키면 'NaCl(염화나트륨) + H_2O(물)', 즉 소금물로 변하면서 위험성이 사라진다. 간단하게 말해 중화반응은 '중성물질 + 물'이 생기는 반응이다. 피부에서도 약한 중화반응이 일어난다.

피부 각질층의 주성분인 케라틴은 약알칼리성이다. 한편 땀을 흘리면 땀이 피부 표면의 지방산과 섞여서 유제(乳劑, emulsion, 유분과 수분이 뒤섞인 물질)가 된다. 이 '땀+지방산'의 유제가 약산성인 까닭에 케라틴과의 사이에서 중화반응이 일어나 '지방산케라틴+물'이 되고, 물의 부력을 받아 지방산케라틴이 피부 위쪽으로 떠올라 벗겨져나간다. 자기(自己) 성분의 화학반응으로 생긴 지방산케라틴과 물이 바로 때인 것이다.

내 몸이 만들어낸 유제는 오래된 각질을 때로서 밀어올리는 데 중요한 역할을 한다. 다시 말해, 신진대사를 원활히 진행시키는 주역이 유제라는 뜻이다.

K처럼 아토피 환자의 피부를 비누로 매끈매끈하게 씻어내면 때뿐만 아니라 피부를 보호하는 데 매우 중요한 역할을 담당하는 유제까지 한꺼번에 제거된다. 반들반들하고 매끈매끈한 피부가 겉보기엔 좋아 보일지 모르지만, 오히려 아토피를 악화시키는 처사인 것이다. 내 몸이 만들어낸 유제야말로 최고의 미용액이다. 유제를 제거하지 않고 유제가 만들어지기 쉬운 환경을 만드는 피부 케어야말로 아토피를 비롯한 피부 트러블을 해소하는 비결이다.

체내 정전기 때문에도
아토피가 생긴다

⚡

"그런 거였군. 반들반들하게 씻어만 주면 좋은 줄 알았는데, 커다란 착각이었어. 애한테 못할 짓을 했어. 그런데 정전기 얘기가 안 나오는데, 아토피는 정전기하고는 상관이 없나 보지?"

K는 내 설명을 납득한 듯했다. 하지만 정전기가 등장하지 않아서 불만인 모양이다.

"지금부터 그 얘기를 할 참이었지."

체내 정전기도 아토피와 깊은 관계가 있다. 우선 스트레스를 제거하고, 다음으로 피부를 케어한 다음에 해야 할 일이 정전기 대책이다.

블로그에 이런 체험담이 올라왔었다. 초등학교 고학년 여학생이었는데, 그 아이는 어렸을 때부터 아토피로 고생했다. 갓난아기 때부터 무릎 뒤나 팔에 습진이 생겼다. 유치원에 다니면서 잠깐 좋아졌지만 초등학교 입학과 함께 악화되기 시작해 가려움에 잠도 제대로 못 잘 지경에 이르렀고, 아침에 일어나면 상처에서 나온 피가 이불에 묻어 있는 날도 있었다고 한다. 병원에서 약을 처방받기도 했지만 여전히 별 차도가 없었다. 그런 와중에 그녀는 아버지의 일 관계로 도시에서 하치조지마(八丈島) 섬으로 이사하게 되었다. 이사한 집 바로 앞에는 푸른 바다가 펼쳐져 있었다. 여름방학 때는 아침부터 밤까지 바다에서 놀았다고 한다. 그랬더니 방학이 끝나갈 무렵에는 아토피가 깨끗하게 나았다는 이야기였다.

　해수욕으로 정전기가 제거되어 나타난 효과라고 나는 생각한다. 다만 사람에 따라서 바닷물의 자극이 너무 강해 오히려 가려움이 심해질 수 있으니, 가능하다면 해수욕보다는 파도 치는 해안가를 맨발로 걷는 것이 좋은 결과를 기대할 수 있을 것이다.

정전기가 있으면 입모근이 원래 상태로 돌아가지 못한다

　아토피와 정전기의 관계를 좀 더 자세히 알아보자. 아토피는 스트레스로 인한 입모근 긴장과 깊은 관계가 있다는 것이 내가 주장하는 가설이다. 입모근 긴장이 원인이라면 그 긴장을 풀어주면 된다. 즉 스트레스를 받지 않도록 하는 일이 가장 중요하다. 하지만 몇 번씩 거듭해서 긴장을 강요당한 근육은 원래 상태로 돌아가기 어려워진다. 어깨결림도 알고 보면 처음에는 일시적인 긴장에서 온 일회성 결림이었지만 비슷한 일이 여러 번 되풀이되는 동안 원래의 부드러운 근육으로 돌아가지 못하게 되면서 만성적인 결림으로 자리 잡은 결과이다. 원래 상태로 되돌리려면 침을 놓고 뜸을 뜨거나, 스트레칭과 마사지로 근육에 미세한 진동(마이크로바이브레이션)[49]을 주는 방법을 쓴다. 우선 매일 아침 기지개를 켜면서 일어나는 것에서부터 시작하자. 그리고 결린 부위를 마사지하자.

근육의 긴장을 좀 더 자세히 들여다보면 재미있는 사실을 알게 된다. 근육의 주된 기능은 수축이며, 한쪽 근육이 수축하면 반대쪽 근육은 수축하는 근육에 딸려가서 자연스럽게 늘어난다. 늘어나는 것은 근육의 기능이 아니란 소리이다. 이 때 근육에서는 화학 변화가 일어난다. 근육이 수축할 때는 근소포체란 곳에서 칼슘이온을 방출하고, 반대로 늘어나는 쪽 근육에서는 칼슘이온이 근소포체로 되돌아온다.

---

49) 우리의 보통 감각으로는 알 수 없지만, 기구(器具)로 측정해보면 피부는 자율적으로 미미하게 진동하고 있다. 전문적으로는 마이크로 바이브레이션(Micro Vibration)이라고 하여 기계적인 진동을 의미하지만, 인간을 비롯한 온혈동물(溫血動物)은 반드시 피부에 마이크로 바이브레이션을 일으키고 있다. 그것은 피부가 진동함에 따라서 음을 내고 있는 것이라고도 말할 수 있다. 20Hz 이상이 아니면 듣지 못하는 인간의 귀로는 도저히 미미해서 들을 수 없는 8~12Hz로 진동하고 있다. 예를 들면, 10Hz는 1초에 10회의 비율로 진동하는 것이다. 이러한 페이스로 보면 인간의 피부는 1000분의 13mm 정도의 기계적인 진동을 반복하고 있는 것이다.
누구나 자주 경험하는 일이지만 지하철 의자에 앉아서 흔들리거나, 머리를 깎거나, 면도를 할 때면 어느 순간 졸음이 밀려온다. 그것은 우리 신체에 반복적으로 가해지는 흔들림이나 터치가 기계적인 진동을 반복하는 피부를 자극해 동조화 반응을 일으키기 때문이다. 부드럽고 조용한 목소리로 최면을 유도하는 최면자의 행위도 똑같은 경우다. 소리로 부드러운 진동을 전했기 때문에 피최면자가 나른하고 졸리는 상태로 유도되는 것이다.

입모근에서도 같은 반응이 일어난다. 그러나 다른 근육들은 팔꿈치에서 보듯이 안쪽이 수축하면 바깥쪽이 늘어나는 식으로 대칭관계인 데 반해, 입모근은 짝이 되는 근육이 없기 때문에 한번 수축하면 시간을 들여 조금씩 천천히 원래 상태로 돌아오는 수밖에 없다. 이 때 방출되었던 칼슘이온이 근소포체로 끌려온다.

다른 근육들과 달리 입모근은 자력으로 근육을 늘려야 하는 숙명을 지니고 있다. 이 숙명이 아토피를 낫기 어려운 병으로 만드는 요인이라고 나는 생각한다. 그리고 여기서 주목할 점은 칼슘이온은 +2의 이온가를 지닌다는 점이다. 체내 정전기가 증가해서 입모근은 음전하, 근소포체는 양전하로 대전된 상태라면 어떻게 될까?

"이쯤 설명했으면 너도 알겠지?"

K는 "물론이지"라며 고개를 끄덕였다.

"그러니까 칼슘이온이 +2이고, 근소포체가 양전하, 입모근이 음전하라면 칼슘이온은 입모근 쪽으로 끌려갈 것이고, 거기다 근소포체의 양전하에 떠밀려서 근소포체에서는 튀어나오겠군. 그럼 입모근은 수축하지."

정답이다. 칼슘이온은 근소포체로 돌아가고 싶어도, 입모근이 음전하에 근소포체가 양전하로 대전돼 있을 때는 돌아가지 못한다는 상황에 빠져버린다. 칼슘이온이 돌아가지 못하면 입모근이 원래 상태로 돌아오는 것 또한 불가능하다.

더 큰 근육을 예로 그 이후에 어떤 일이 벌어지는지 알아보자. 어깨의 등세모근(승모근)으로 하자. 음전하의 등세모근에 양전하의 칼슘이온이 달라붙는다. 수많은 칼슘이온이 달라붙으면 그 부분은 음전하가 상쇄되고, 여기서 더 칼슘이온이 늘어나면 결국 양전하로 대전된다. 양전하가 되면 당연히 음전하를 끌어당긴다.

몸속에는 수많은 음전하가 존재한다. 우선 위산 속의 염산이 있고, 또 젖산회로에서는 젖산이, 구연산회로에서는 구연산과 인산이, 호흡 시에는 탄산이, 식사 시에는 황산이 만들어지기 때문에 체내에는 염산·젖산·구연산·인산·탄산·황산 등이 이온 상태로 존재한다.

이들 산이 양전하인 칼슘이온과 반응한다고 치자. 그러면 염산칼슘, 젖산칼슘, 구연산칼슘, 인산칼슘, 탄산칼슘, 황산칼슘 등이 근육 속에서 합성된다. 이것이 무엇일까?

"…."

K에게 어려운 질문이었나보다. 여러분에게도 조금 어려울지도 모르겠다.

몸속의 정전기를 빼면 아토피가 호전된다

입모근 이야기를 좀 더 하자. 입모근은 대칭 관계의 근육이 없기 때문에 아무리 스트레스를 없애고 주물러줘도 입모근이 음전하로 대전돼 있으면 당겨서 펴주는 힘이 작용하지 않아 웬만해서는 원래 상태로 돌아가지 못한다고 했다.

"그랬구나. 그런데 말이야, 입모근이 음전하를 띠고 양전하를 띠고 하는 건 어떻게 결정되는 건가? 항상 음전하일 리는 없잖아."

매우 좋은 질문이다. 앞에서 대전열을 소개했었다[19쪽, 표1 참고]. 정전기는 어떤 물질과 마찰하고 접촉하느냐에 따라 양전하도 되고 음전하도 된다. 일례로 면 셔츠를 입으면 면이 양전하로, 피부가 음전하로 대전된다. 마 셔츠를 입으면 마가 음전하, 피부가 양전하로 대전된다.

근육의 대전은 매우 미묘해서 고기를 먹었느냐 채소를 먹었느냐에 따라 다르고 스트레스 정도에 따라서도 달라지기 때문에 쉽사리 양전하다 음전하다 하고 단정하기 어려운 측면이 있다. 하지만 어느 쪽으로 기울든 이상이 생긴다. 음전하로 기울면 근소포체에서 칼슘이 적절한 때에 적절한 양으로 방출되지 못하기 때문에 그로 인해 문제가 생긴다. 그러니 양전하냐 음전하냐에 상관없이 몸속의 정전기는 빼내는 편이 좋다. 정전기를 제거하면 칼슘을 필요한 때 필요한 만큼 방출하고 흡수하는 조절이 순조롭게 이루어진다.

"어때, 이제 알겠나? 정전기랑 정말 관련이 많지?"

"정전기를 빼주면 입모근이 순조롭게 수축했다 이완했다 할 수 있다는 거지? 알았어! 딸이 다시 아토피에 걸리면 백사장을 맨발로 걷게 하고 근육을 마사지해줄 거야."

"그 전에 잔소리부터 줄여야지. 그게 제일 중요해."

이렇게 해서 또 한 건 해결했다.

내가 아토피 환자들에게 지도하는 내용을 다음과 같다.

- 피부를 너무 깨끗이 씻지 말 것! 되도록 자신의 피지를 남겨두어 피부의 자기방어 기능을 부활시키자.
- 심하게 긁지 말 것! 되도록 피부에 물리적인 자극을 주지 말자.
- 체내 정전기를 빼내 혈액순환을 개선시키자.
- 되도록 화학적 자극을 주지 말 것! 계면활성제가 들어 있지 않고 이온화 미네랄을 다량 함유한 보습제를 사용하자.
- 최대한 스트레스를 해소할 것! 입모근을 긴장시키지 않도록 하자.

정전기를 빼면
결렸던 근육도 풀린다

⚡

　중요한 부분이니 조금만 더 집중하자. 영양소로 필요한 미네랄을 필수미네랄이라고 하는데 현재 양이온인 칼슘과 인, 칼륨, 나트륨, 마그네슘, 아연, 크롬, 코발트, 셀렌, 철, 구리, 망간, 몰리브덴, 요오드에 음이온인 유황과 염소를 더해 16가지를 꼽는다. 이들은 상호 연계해서 효과를 발휘한다. 뼈와 치아를 제외하면, 이온화되지 않는 미네랄은 생체 쪽에서 보면 이물질이기 때문에 체외로 배설하든가 밖으로 나오지 못하도록 근육이 둘러싼다. 이온화되지 않은 미네랄을 이물질로 보고 근육이 둘러싼 상태가 트리거포인트[50]이다.

　"트리거포인트? 들어본 적 있어."

"어깨가 결릴 때 손가락으로 누르거나 지압을 받으면 아프면서도 시원한 곳이 있잖아. 그 부근이 트리거포인트야."

자세한 내용은 각자 전문 서적을 찾아보기로 하고, 여기서는 간략하게 알아보자.

내 친구인 간사이(關西)의료대학교의 구로이와 교이치(黑岩共一) 교수는 트리거포인트 요법의 권위자이다. 그는 트리거포인트연구회 대표이기도 한데, 나와는 통증을 근본적으로 치유하려면 어떻게 해야 할지 함께 토론하고 서로를 북돋으며 연구해온 사이이다.

어깨결림을 떠올려보자. 어깨 근육에 뻐근하고 뻣뻣한 부분이 있는데 이 부분을 근경결(筋硬結, Muscle Knots)이라고 부른다. 근경결은 혈행이 좋지 못해 생긴 것으로, 이 때가 트리거포인트의 제1단계이다. 스트레스가 계속되면 그 안에 미끈미끈한 감촉의 가늘고 단단한 띠(taut band)가 생긴다. 이 띠를 '작은 트리거포인트'라고 생각하자. 트리거포인트가 형성된 국소에서는 닭살 · 입모(立毛) · 발한 · 피지 분비 · 혈관 수축에서 오는 냉감 · 부종 등 교감신경의 긴장 현상이 보이며, 뒤이어 트리거포인트에서 조금 떨어진 부위에서도 통증을 느끼게 된다.

즉 혈액이 원활히 흐를 때는 반응하지 않던 물질도 혈행이 정체되면 반응할 가능성이 늘어나고, 그 결과 탄산칼슘이나 인산칼슘 등이 생성되면서 가늘고 단단한 띠가 생긴다. 근육결림의 뿌리를 없애려면 흔히 말하

---

50) 트리거포인트(trigger point) : 압통점. 의학적으로는 눌렀을 때 압통이 느껴지면서 방사통(Radiating Pain) 혹은 연관통(Referred Pain)을 일으키는 국소 부위를 말한다.

는 침, 안마, 마사지 같은 외적인 응력(應力)을 가해서 체액 속의 인산칼슘이나 탄산칼슘을 인산이온과 칼슘이온, 탄산이온과 칼슘이온으로 이온화시켜 혈액으로 돌려보냄으로써 트리거포인트의 소멸을 꾀할 필요가 있다.

나는 여기에도 정전기가 관여한다고 추측한다. 특히 침은 큰 관계가 있는 것 같다. 침에는 주로 스테인리스 심이 많이 쓰이는데, 전기의 양도체인 침으로 트리거포인트를 찌르면 정전기가 빠져나가면서 탄산칼슘 같은 고체를 이온화시키기 때문에 정체돼 있던 체액이 정상적으로 순환된다고 추측한다. 대개 이쯤하면 근육결림은 해결된다.

이렇게 했는데도 혈액으로 돌아가지 않는다면 이번에는 통증클리닉을 방문할 차례다. 여기서는 트리거포인트에 직접 주사를 놓는다. 탄산칼슘이나 인산칼슘 등을 이온화할 목적으로 먼저 생리식염수를 주사한 뒤 파스칼의 원리[51]를 이용해서, 즉 균등하게 전달되는 압력과 생리식염수로 트리거포인트의 소멸을 꾀한다.

이 방법은 조금 아프기 때문에 국소마취제를 사용할 필요가 있다. 국소마취제는 주사를 맞은 뒤의 통증을 없애고 동통회로를 조각조각 끊어주기 때문에 효과적이다. 이 때 마취제는 혈관 확장 작용이 있는 것이 바람직하다(일반적으로 0.5~1.0%의 프로카인을 사용한다. 프로카인은 근육에 대한 부작용이 가장 적다고 알려져 있다. 프로카인의 주성분은 염산프로카인이라는 염산염이다).

---

51) 파스칼의 원리 : 밀폐된 유체의 일부에 압력을 가하면 그 압력이 유체 내의 모든 곳에 같은 크기로 전달된다고 하는 원리

대사증후군과 정전기, 당뇨병은
서로 연결되어 있다

⚡

이번 장의 마지막에 다루려는 이야기는 생활습관병과 정전기의 관계다. 생활습관병은 생활습관이 원인이 되어 생기는 질병의 총칭으로 당뇨병과 고혈압, 고지혈증 등이 이에 속한다. 예전에는 '노인병', '성인병'이라 불렸는데 성인뿐만 아니라 아이들에게서도 당뇨병 같은 질병이 나타나면서 생활습관병으로 불리게 되었다.

그중에서 당뇨병은 국민병이라 불릴 정도로 환자들이 많다. 당뇨병은 췌장의 랑게르한스섬에서 만드는 인슐린의 분비가 줄어들거나, 잘못된 식생활이 원인이 되어 발병한다. 일본에서는 약 700만 명이 당뇨병 환자이고, 당뇨예비군이라 불리는 사람들이 약 2000만 명이나 된다고 한다.

한국인, 일본인을 비롯한 동남아계 인종은 태생적으로 서구인에 비해 랑게르한스섬에서 만들어내는 인슐린의 양이 적기 때문에 당뇨병에 취약하다고 한다.

당뇨병의 원인으로는 잘못된 식습관이 첫손에 꼽힌다. 미식과 과식이 가장 큰 문제다. 현재 일본에서는 일본당뇨병학회의 이사장인 가도와키 다카시(門脇孝) 도쿄대학교 교수가 당뇨병 추방을 진두지휘하고 있는데, 현대사회에 먹을거리가 넘치다 보니 난항을 겪고 있다고 한다. 그다음은 유전적인 원인이다. 부모가 당뇨병이면 자식들도 걸리기 쉽다. 그리고 세번째 원인으로 나는 체내 정전기를 꼽는다.

당뇨병 같은 생활습관병과 관련해서 최근 몇 년간 자주 언급되는 단어가 대사증후군이다. 대사증후군 환자는 체내에 지방이 많이 쌓인 사람들이다. 몸에 지방이 늘어나면 체내 정전기가 다량으로 쌓인다. 그리고 그곳에서 발생하는 벼락 또한 보통은 아닐 것이다. 그런 벼락 중 하나가 랑게르한스섬을 직격하면 당연히 그 기능이 저하되거나 교란되거나 혹은 마비된다. 벼락은 어디에 떨어질지 예측이 불가능하다. 떨어지는 장소에 따라 질병의 이름이 달라진다. 그만큼 체내 정전기와 관련된 질병이 많다는 뜻이다. 그렇다면 모든 병은 결국 '체내 정전기 증후군'이라 해도 맞는 말 아닐까 싶다. 또한 앞에서 설명한 활성산소의 피해와 독과 맞먹는 작용에도 체내 정전기가 크게 관여하고 있다.

당뇨병은 일단 걸리면 낫기 어려운 병이다. 그러니 대사증후군은 되도록 해소하고, 식생활에도 주의를 기울이자. 동시에 정전기를 **빼**는 습관도 익히자. 당뇨병이 무서운 이유는 병이 진행되면서 합병증을 일으킨다는 데 있다. 눈이 안 보이게 되고 발을 절단해야 하는 경우도 생긴다. 그렇게 되지 않기 위해서라도 몸속에 쌓인 정전기를 빼내서 진행을 멈추거나 늦춰야 한다.

어떤 질병이든 치료의 기초는 '체내 정전기 제거'라고 나는 생각한다. 몸의 비만도만 본다면 씨름 선수들은 이미 큰 병의 환자여야 한다. 하지만 그들은 땀을 흘리고 흙 위에서 맨발로 운동을 한다. 즉 체내 정전기를 빼기 쉬운 환경에서 생활하니 큰 병에 걸리지 않는 것이다.

다음 장에서는 어떻게 하면 정전기를 뺄 수 있는지를 자세히 설명하겠다.

몸속 정전기를
빼는
7가지 생활수칙

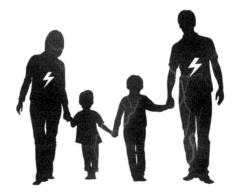

누워 있는 시간이 길수록
체내 정전기의 양도 늘어난다

⚡

매일처럼 전화를 걸어오던 K에게 며칠 연락이 뜸해 전화했더니 "열이 나서 머리가 지끈거려"라고 말했다. 최근 한동안 체내 정전기에 대해 공부하느라 머리를 많이 써서 지혜열이라도 났나 싶었다.

"그래서 어떻게 하고 있어?"

"누워서 쉬어."

K가 기운 없이 대답했다. 그래도 내가 할 말은 해야겠어서 한 마디 던졌다.

"자네 말이야, 누워 있기만 해서는 안 돼."

내 말에 K는 "그럼 어떻게 하는 게 좋겠나?"라며 간절하게 물었다.

K에게 지금의 증상이 있기 전의 상황에 대해 묻다 보니 최근 갑작스럽게 학습량이 늘어난 것이 원인이라는 생각이 들었다. 머리를 쓰면 머리로 가는 혈류가 많아진다. 벌써 여러 번 말했으니 다들 알겠지만, 혈류가 늘어난 만큼 정전기의 발생량도 늘어난다. 아마 K의 머릿속은 정전기로 가득 차서 여기저기서 벼락이 치고 있을 가능성이 다분했다.

또 다른 원인으로, 자기도 모르는 사이 어깨에 힘이 들어갔는데 그 응력[52]에 영향을 받은 두피가 과긴장을 일으켰을 경우도 생각해볼 수 있고, 몸 어딘가에 생긴 트리거포인트가 자발성 연관통을 두피에 일으켰는지도 모른다.

"어느 쪽이든 방법은 하나야. 몸속에 쌓인 정전기를 빼내야 돼. 누워만 있는 건 몸속에 쌓인 정전기를 뺀다는 측면에서 보면 최악의 치료법이야."

병이 나면 누구나 일단 눕는다. 몸을 쉬게 한다는 의미에서는 누워서 쉬거나 자는 것도 나쁘지 않지만, 내리 잠만 자는 것은 곤란하다. 왜냐하면 이불 위에 누워 있는 것은 몸을 절연된 상태로 만들어 체내 정전기를 빼낼 도리가 없게 만들기 때문이다. 오히려 밖으로 나가 걸어야 한다. 그러면 무심코 흙도 만지게 되고 접지된 무언가에 손이 닿든가 해서 정전기를 빼낼 기회와 마주칠지도 모른다.

하나 더 덧붙이면, 수면 시간이 너무 길면 알츠하이머병, 우울증에 걸

---

52) 응력(應力, Stress) : 외부에서 힘이 가해졌을 때 현재 상태를 유지하기 위해 내부에 생기는 힘

리기 쉽다. 이는 지극히 당연한 일이다. 자는 동안 몸속에 정전기가 쌓이기 때문이다. 그러니 수면 시간은 되도록 7시간 정도로 제한하고, 더 오래 자고 싶다면 5시간 정도 간격으로 중간에 일어나서 손을 씻거나 정원에 나가 흙을 만지는 식으로 몸속 정전기를 빼낼 필요가 있다.

나는 K에게 누워만 있지 말라는 말과 함께 어떻게 해야 증상이 나을지를 구체적으로 조언했다.

"먼저 소금을 엄지와 검지로 집어서 먹고 물을 마신 다음, 힘들더라도 밖으로 나가서 흙을 만지고 와. 그리고 다시 자. 잠에서 깨면 또 소금 조금에 물 한 잔, 그리고 흙을 만지러 나갔다 와. 이것만 해줘도 몸이 완전히 달라질걸. 여기에 달걀술을 한잔해도 좋지."

감기에 걸렸을 때는 달걀술이 잘 듣는다고 한다. 달걀술은 날달걀을 거품이 날 정도로 완전히 푼 뒤에 따끈하게 데운 술(정종)을 부어 마시는 것이다. 여기에 나는 엄지와 검지로 집은 분량의 소금을 섞어 마시기를 추천한다. 달걀술을 마시면 몸이 따뜻해지면서 땀이 많이 나 해열이 되고 영양 보충까지 되기 때문에 감기에 좋다고들 하는데 그 치유 효과가 전통적으로 내려오는 민간요법을 따르는 데서 오는 심리적 영향에서 비롯된 것인지, 아니면 의학적으로 실제 감기에 효과적인지는 해명되지 않았다. 하지만 일설에 의하면, 적당량의 술은 숙면을 돕는 데다 알코올의 작용으로 라이소자임(세균의 세포벽을 구성하는 다당류를 가수분해하는 효소. 눈물이나 콧물, 모유 등에 들어 있는데, 감기에 걸리면 콧물이 나와 세균 감염을 막아주는 시스템이다)이 추출된다고도 한다. 여기에 체내 정전기의 균형을 잡아주는 소금까지 섞어 마시고 체표 정전기와 함께 접지시킨다면 건강이 회복되리라고 생각하는 것이다.

　소금을 첨가했다는 점에 주목해야 한다. 소금에는 미네랄이 다량 함유돼 있어서 소금을 먹으면 체내 정전기가 중화된다. 충분한 영양과 휴식에서 그치지 않고 체내 정전기까지 빼낼 수 있는 것이다. 이 얼마나 이론적으로 완벽한 치료법인지 그저 감탄할 따름이다. 다만 협심증이나 심근경색의 예방을 위해서는 염분 섭취가 그다지 바람직하지 않다는 점은 기억해둘 필요가 있다.

잘 때는 머리를 북쪽에
두고 눕는다

⚡

"그리고 머리를 북쪽으로 두고 자."

나는 조언을 하나 더 추가했다.

"나 아직 안 죽었어."

K는 진지하게 받아들이지 않았다. 죽은 자들이 북쪽으로 머리를 둔다는 얘기가 있지만 그것은 예로부터 내려오는 전설이나 다름없을 뿐, 체내 정전기 이론에서 보면 북쪽으로 머리를 두고 잘 때가 제일 건강에 좋다.

지구는 거대한 자석이다. 방위자석(나침반)에서 N극이 북쪽, S극이 남쪽을 가리키는 이유는 지구의 북극이 S극이고 남극이 N극이기 때문이다. 자석은 같은 극끼리는 서로 반발하고 다른 극은 끌어당긴다고 초등학교 때 배운다. 지구도 자석이기 때문에 우리는 방위자석을 보고 지구의 방향을 알 수 있는 것이다.

지구는 자석이기에 자기력선은 N극에서 S극, 즉 남극에서 북극으로 향한다. 우리가 자는 것은 그런 자기력선 상에 몸을 누이는 것이다. 그리고 우리 몸속에서는 혈액이 흐른다. 자기력선 위를 혈류가 가로지르면 그곳에서 전기가 발생한다. 더 자세히 설명하면, 양이온이 흐르면 그 주변에 시계 방향으로 자기력선이 발생하고, 음이온이 흐르면 시계 반대방향의 자기력선이 발생한다. 지구의 자기력선과 혈류로 발생한 자기력선 사이의 방향 관계를 보면 동서 방향으로 누우면 혈관 내에서 이온의 편향이

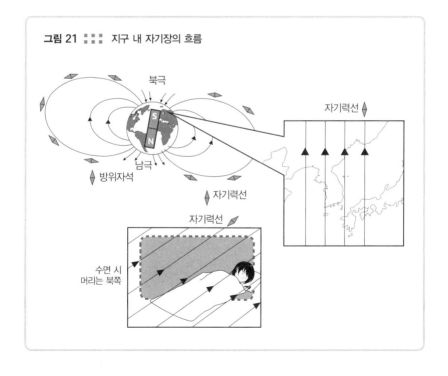

그림 21 ::: 지구 내 자기장의 흐름

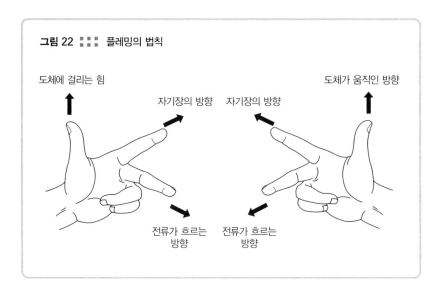

그림 22 ::: 플레밍의 법칙

도체에 걸리는 힘

자기장의 방향

자기장의 방향

도체가 움직인 방향

전류가 흐르는 방향

전류가 흐르는 방향

생기게 된다[그림 21 참고]. 이것이 플레밍의 법칙[53]이다[그림 22 참고].

이러한 이론들을 생각할 때 머리를 북쪽으로 두고 잘 때 정전기가 가장 적게 발생한다는 결론이 나온다. 부처님도 돌아가실 때는 북쪽으로 머리를 두셨다고 한다. 부처님은 북으로 머리를 두고 누우면 좋다는 자연의 법칙을 알고 계셨으리라.

"알았어. 지금 당장 흙을 만지고 와서 머리를 북쪽에 두고 잘게."

K는 다 죽어가는 목소리로 대답했다. 내 경험에서 보면 K처럼 내 말을 믿고 순순히 따르는 환자는 병에 걸려도 금세 낫는다. 그 이유는 내가 잘나

---

53) 플레밍의 법칙(Fleming's rule) : 전자의 운동과 전자기장이 상호작용하는 방향을 알기 쉽게 설명한 법칙. 왼손 법칙과 오른손 법칙이 있는데, 왼손 법칙은 자기장이 전류에 미치는 힘의 방향에 관한 법칙이며 오른손 법칙은 전자 유도 때문에 생기는 유도전류의 방향을 나타내는 법칙이다.

서가 아니라 안도감이 근육을 이완시켜서 혈류를 좋게 하기 때문이다.

자기력 이야기가 나와서 하는 말인데, 요즘에는 건강을 위해 자석을 사용하는 사람들이 많다. 자석은 독도 되고 약도 되는 양날의 칼이다. 자석이 독이 된다고 하면 다들 못 믿겠다는 얼굴을 한다. 하지만 자석에도 부작용이 있다는 사실은 알아두는 편이 좋다.

자석을 장기간 사용하면 혈류의 전기분해를 조장하기 때문에 되도록 장기간 사용하는 것은 피하는 편이 좋다. 그리고 동양의학에서 말하는 허체질과 실체질의 차이를 정확히 알고서 사용할 필요가 있다. 참고로, 자석반창고는 에너지가 부족한 허체질의 사람에게는 매우 효과적이지만 에너지가 충분한 사람에게는 역효과가 난다.

어느 날 통통한 65세 여성이 몸이 안 좋아졌다며 상담을 하러 왔다. "무슨 일이라도 있으셨나요?" 하고 물으니 특별한 일은 없었다고 대답했다. 몇 번씩 코로트코프음[54]을 통해 혈압을 재봐도 협심증의 소견밖에 얻을 수 없었다. 문득 목덜미에 붙인 자석반창고가 눈에 띄어서 떼어냈다. 그리고 5분 뒤 다시 혈압을 재니 혈압계가 정상을 가리켰고 몸 상태도 회복되었다. 고작 자석반창고 때문에 그 고생을 한 것이냐며 본인도 놀라워했다.

자석은 플레밍의 법칙에 따라 혈액을 분해하기 때문에 내 경험에서 보면 자석은 3일 이상은 사용하지 않는 편이 좋다.

---

54) 코로트코프음(Korotkoff's sound) : 1905년 러시아의 의학자 코로트코프가 환자의 상박부에 청진기를 대고 혈압을 측정하다가 동맥의 맥박소리를 발견했는데, 이를 '코로트코프음'이라고 한다.

땅에 손을 대기만 해도
몸속 정전기가 빠져나간다

⚡

다음날 K가 전화를 걸어왔다.

"자네 말이 맞았어. 완전히 좋아졌어. 고맙네, 정전기를 빼는 게 얼마나 중요한지 실감했어."

역시 직접 체험하는 방법이 최고다.

"정전기 빼는 방법을 더 알려주면 좋겠어."

어제와는 완전히 다른 목소리였다. 머릿속의 벼락이 싹 가라앉았나 보다.

정전기 빼는 법은 알고 보면 별로 어렵지 않다. 우선 맨발로 흙 위를 걷는 방법이 있다. 옛날에는 짚신을 신고 길을 걸어다녔다. 맨발로 흙을 밟고 풀을 밟으면 자연스럽게 몸속의 정전기가 빠져나갔다. 그러다가 신발을 신게 되면서 정전기가 빠져나가지 못하게 되었다. 건강해지고 싶다면 신발을 벗고 맨발로 흙을 밟고 다니자. 건강은 맨발에서 시작된다. 바닷물이 밀려오는 해변이면 더더욱 좋다. 바닷물에 젖은 모래사장을 걸으면 정전기가 제일 잘 빠져나간다.

밭일을 하거나 정원을 가꾸는 방법도 효과적이다. 밖에서 흙을 주무르다 보면 기분도 개운해진다. 낚시도 좋다. 바닷물에 손을 담그고 바위나 흙을 만지다 보면 자연스럽게 정전기가 빠져나간다. 물론 해수욕도 효과가 좋다. 다만 아토피 환자들은 바닷물이 자극적일 수 있으니 증상이 어느 정도 가라앉을 때까지 파도 치는 해변에서 노는 정도로 참는 편이 좋다.

"요즘 사람들은 주로 도시에서 사는 데다 다들 바빠서 정원을 가꾸거나 낚시하러 갈 틈도 없을 테고, 바닷가를 느긋하게 산책하고 싶어도 기회가 많지 않겠는데."

K가 무슨 말을 하고 싶은지는 알겠다. 하지만 그런 식으로 매일매일 바쁘게만 살고 있어 병에 잘 걸리게 됐다는 현실도 알아둘 필요가 있다. 가끔은 낚싯줄을 지켜보며 시간을 보내고, 흙을 주무르다가 저무는 날이 있어도 좋지 않을까? 도저히 그런 여유를 낼 수 없다는 사람은 최소한이나마 이렇게 해보기 바란다.

단독주택에는 보통 마당이 딸려 있다. 아파트라면 화단이나 단지 내 공원처럼 흙이 드러난 곳이 있다. 그 곳을 미리 알아두고 아침저녁으로 들러 흙을 토닥토닥 손으로 두드리자. 그 행동만으로도 접지되어 몸속 정전기는 빠져나간다. 할 수만 있다면 소금물을 뿌려서 젖은 흙 표면을 만지면 더 효과적이다. 손은 지저분해지겠지만 건강을 원한다면 이 정도 노력은 필요하지 않을까. 거리를 걷다가도 흙을 발견하면 그 자리에서 접지한다. 이런 습관을 들이면 정전기가 방출돼 몸속에서 벼락이 치는 일도 줄어든다.

건강에는 습관이 제일 중요하다. 좋은 습관을 계속하면 건강해지고, 나쁜 습관을 지속하면 병에 걸린다.

접지는 매일 해야 효과를 볼 수 있다

흙을 만지는 방식으로 접지를 했다고 해서 아직 안심하기엔 이르다. 접지를 했는데도 여전히 몸속에 정전기가 잔뜩 남아 있는 경우도 있기 때문이다. 왜 이런 일이 벌어질까? 이번 기회에 접지에 대한 올바른 지식을 익혀서 제대로 된 정전기 대책을 실천하자.

접지는 누전으로 인한 감전을 막기 위해서 가전제품에도 적용되는 대중적인 방법이다. 지구가 거대한 도체이며 대지의 표면은 전위가 제로(0)라는 점을 이용해서 전기를 땅(지구)으로 흘려보내는 것이다. 접지의 전기 저항이 1MΩ (1000KΩ =100만Ω) 이하이면 괜찮다.

이러한 접지 방식은 누전으로 인한 감전을 방지할 뿐만 아니라 정전기 방전으로 인한 화재나 폭발사고 등을 예방하는 역할도 한다. 참고로 전기 제품의 경우, 정전기에 비해 극단적으로 큰 전기에너지가 흐르기 때문에 접지의 전기 저항치가 100Ω 이하인 매우 저항이 작은 것을 써서 전기가 잘 빠져나가게끔 하고 있다.

전기가 잘 통하는 도체의 성질은 접지라는 관점에서 보면 매우 편리하다. 도체는 어딘가 한 곳만이라도 접지시키면 순간적으로 거의 모든 정전기가 대지로 빠져나가기 때문이다. 즉 미리 접지만 시켜둔다면 철이나 스테인리스 등으로 만든 금속제 장치 등의 도체는 정전기가 발생하는 족족 대지로 빠져나가기 때문에 방전이 일어나지 않는다.

여기서 한 가지, 도체일 경우에만 접지의 효과를 볼 수 있다는 점에 주의해야 한다. 절연체가 대전된 경우에는 체내 정전기를 접지해도 전하는 이동하지 않고 그대로 남아 있다. 예를 들어 유리나 플라스틱 같은 절연체는 접지를 해도 정전기가 사라지지 않는다. 그런데 접지를 한 도체에 접촉해 있는 절연체의 정전기가 사라진 듯 보일 때가 있다. 실제로도 이 상태에서 절연체의 전위를 측정하면 전위는 낮아져 있다. 절연체라도 접지를 하면 정전기를 제거할 수 있다고 자주 오해하는 이유가 여기에 있다.

그렇다면 왜 정전기가 사라진 듯 보인 걸까? 접지한 금속은 전하가 자유롭게 이동할 수 있는 상태다. 그 곳에 대전된 절연체가 접촉하면 도체의 표면으로 절연체에 대전된 전하와 반대 극성을 가진 전하가 끌려나온다. 즉 접지한 도체와 접촉한 절연체에서는 양전하와 음전하가 중화되어 겉보기에는 정전기가 사라진 듯 보인다. 하지만 당연히 절연체의 전하는 이동하지 않는다. 도체에서 떼어놓으면 사라진 듯 보였던 정전기가 그대로 남아 있음을 알 수 있다.

이처럼 접지의 효과는 대전된 물체가 도체냐 절연체냐에 따라 완전히 달라진다. 도체에는 효과적인 접지도 절연체에는 즉효력이 없다는 사실을 염두에 두고 정전기 대책을 실행할 필요가 있다. 즉 표면의 정전기는 쉽게 뺄 수 있지만 체내 정전기는 쉽게 빼내지 못한다는 말이다.

그러므로 파도 치는 해변을 걸었다고 해서 다음날부터 몸이 좋아지는 마법 같은 일은 일어나지 않는다. 매일같이 해야 한다. 체내 정전기는 서서히 빼는 수밖에 없다. 한 달에 한 번은 백사장을 걷고, 평소 흙을 만지는 습관을 지속해야만 체내 정전기가 빠져나간다.

절연체의 정전기를 흘려보내기 위해 흔히 쓰이는 방법으로 '정전기 방지 스프레이'가 있다. 정전기 방지 스프레이는 어떤 원리로 정전기를 흘려보낼까? 그 비밀은 '계면활성제'라는 물질에 있다. 계면활성제는 세제나 화장품 등에도 쓰이는데, 분자 속에 물과 기름이 쉽게 결합하도록 돕는 성분을 함유한 물질이다. 실제로 스프레이를 뿌린 면을 크게 확대해 보면 공기 중의 수분을 끌어당기는 모습을 볼 수 있다. 이 때의 수분은 공기 중의 수증기이다. 즉 스프레이를 뿌린 면은 아주 미세한 수분이 부착된 상태가 되면서 전기 저항이 내려가기 때문에 정전기가 제거된다는 원리이다.

이 방법은 시간이 지날수록 효과가 떨어지긴 하지만 뿌리기만 하면 손쉽게 정전기를 흘려보낼 수 있는 간편한 정전기 방지책이기 때문에 정전기로 옷자락이 달라붙는 현상을 막는 스프레이 등으로 활용되고 있다. 하지만 계면활성제를 인체에 직접 사용해야 하는 문제가 있다. 피부의 수분을 빼앗아가서 건조한 피부로 만들 가능성이 높기 때문이다.

체내 정전기를 빼내려면 매우 지루한 노력이 필요하다. 하지만 아주 작은 노력들을 반복하는 동안 조금씩 몸이 좋아진다는 것을 명심하자.

생활수칙 4

길게 호흡해야
오래 산다

⚡

심장박동을 멈추는 일은 물론이고, 오장육부는 기본적으로는 자신의 의지로 조절하지 못한다. 심장박동 수를 높였다 낮췄다 자유자재로 조절할 수 있다면 그 또한 큰 문제다.

"근데 말이야. 오장육부 중에서 일부 장기는 자기 의지대로 조절할 수 있는데, 그게 뭔지 아나?"

K는 잠시 생각하더니 자신있게 대답했다.

"폐 아냐? 호흡으로 조절할 수 있으니까."

이 역시 지혜열이 날 정도로 공부한 성과인가? 척 하면 착 하고 정답을 내놓는다.

그의 대답처럼 폐는 어느 정도 자신의 의지대로 조절이 가능한 유일한 장기이다. 예를 들어, 폐를 부풀리고 싶다면 숨을 잔뜩 들이쉬면 된다. 그런 의미에서 호흡은 우리에게 허용된 유일한 자율신경 조절 수단이라고 할 수 있다. 안 쓰고 묵혀두기에는 너무 아깝다.

호흡은 연구하면 할수록 심오한 인체 기능이다. 기공이나 요가에서도 호흡법은 기본 중의 기본이다. 진위 여부는 알 수 없으나, 초능력자라 불리는 사람들도 호흡법 입문을 계기로 다양한 특수 능력을 각성시켰다고 말한다. 호흡에 관해서 이야기하자면 끝이 없기 때문에 흥미로운 일화 하나만 소개하고자 한다.

호흡을 한 번 하는 동안에 심장은 네 번 뛴다. 이는 포유류라면 몸집의 크기에 관계없이 모두 똑같다. 인간은 물론이고 코끼리와 기린, 개와 고양이, 토끼와 쥐도 모두 한 번 호흡하는 동안 네 번의 심박이 있다. 매우 독특한 계산을 한 학자가 있었다. 그는 포유류의 제각기 다른 수명을 심장의 고동시간(몇 초에 한 번 두근하고 뛰는가)으로 나눠보았다. 그랬더니 놀랍게도, 포유류라면 어떤 동물이건 평생 동안 심장이 20억 번 뛴다는 사실을 알게 되었다.

그의 가설에 의하면, 쥐의 수명은 3년 정도이고 코끼리는 80년 가까이 산다. 하지만 심장의 고동을 같은 속도로 만들면 쥐와 코끼리의 수명은 똑같아진다. 수명은 심장이 고동치는 속도에 비례한다는 뜻이다. 그리고 심장의 고동은 호흡의 속도와 밀접한 관계가 있으니, 1분 동안의 호흡 횟수를 줄이면 장수할 수 있다는 말이 된다. 그야말로 긴 호흡은 긴 수명으로 이어진다는 결론이다.

파도는 일본에서도 미국에서도 그리고 아프리카에서도 1분에 18회 밀려왔다가 밀려간다고 한다. 그 같은 자연의 리듬에서 본다면 잠잘 때의 호흡 역시 1분에 18회 정도 하는 것이 숙면을 위한 필요조건인지도 모른다.

"호흡으로 심장의 속도도 조절할 수 있단 말이지? 그런 거라면 억지로라도 길게 호흡을 해야겠는데."

K가 전화 너머로 습-습-하-하- 길게 호흡을 한다.

"긴호흡을 하는 건가? 호흡할 때 자네는 들이쉬는 걸 먼저 하나, 아니면 내쉬는 걸 먼저 하나?"

"당연히 들이쉬는 걸 먼저 하지. 들이쉬었으니 내쉬는 거 아닌가."

사람들은 대부분 "자, 심호흡을 합시다" 하는 말을 들으면 스읍 하고 숨을 들이쉬고, 호흡은 들이쉬기로 시작해서 내쉬기로 끝난다고 생각하는 사람들이 많다. 하지만 곰곰이 생각해보자. 인간은 태어났을 때 응애 하고 운다.

"이 때의 호흡은?"

"응애…니까. 내쉬는 숨이군."

"그럼 죽을 때는 숨을 어떻게 한다고 하지?"

"숨을… 거둔다…고 하지."

'거둔다'. 즉 마지막에는 숨을 들이쉬며 이승과 작별한다. '호흡'이란 한자를 봐도, 숨 내쉴 '호(呼)'에 숨 들이쉴 '흡(吸)'이다. 내쉬는 숨이 먼저라는 뜻이다.

호흡은 정전기 발생을 억제하는 데에도 매우 중요한 요소이다. 그러 므로 긴 호흡을 하려면 먼저 내쉬는 숨에 의식을 쏟으면서 천천히 내뱉는 다. 숨을 다 내뱉으면 이번에는 알아서 산소가 들어와 느긋한 리듬으로 들이마실 수 있게 된다. 반대로 들이쉬는 숨에 의식을 집중하면 호흡은 짧고 얕아지기 쉽다. 내쉬는 숨에 의식을 집중해서, 내뱉은 후 들이마시 는 호흡을 한다면 그것만으로도 수명은 제법 늘어날 것이다.

참고로, 본래 인간의 수명은 얼마나 되는지, 심장이 1분에 70회 뛴다 는 가정 하에 윤년을 빼고 계산해보자.

20억 회 ÷ (70회 × 60분 × 24시간 × 365일) = 54.4세

이것이 본래 인간이 타고난 수명이다. 일본 전국시대의 무장인 오다 노부나가(織田信長)는 '인생 고작 50년'이라고 했는데, 정확한 답도 아니 지만 아주 틀린 말도 아니다.

2차 세계대전 이전까지만 해도 인간의 평균수명은 55세 정도였다. 55 세 정년제는 평생 현역으로 일한다는 의미에서 설정되었다. 현대의학의 진보 덕도 있지만, 그와 더불어 현재의 우리는 1970년대보다 쾌적한 곳 에서 살고 식생활도 비할 데 없이 좋아졌기 때문에 평균수명 또한 큰 폭 으로 연장되었다. 평균수명 80세의 달성은 역사상 극히 최근의 일이다. 암이 사인 1위로 등극했다는데, 고령에 접어들수록 병에 걸릴 가능성은 늘어나니 암의 증가도 어찌 보면 당연하다. 타고난 수명을 생각하면 현대 인은 지나치게 오래 사는지도 모른다. 얄궂게도 장수는 만병의 근원이기 도 하다.

생활수칙 5

입호흡은 이제 그만!
코로 숨 쉬자

⚡

　그리고 또 하나, 정전기와 직접적인 연관은 없지만 호흡과 관련해 꼭 알아두었으면 하는 지식이 있다.

　"인간과 동물의 호흡에서 크게 다른 점이 있는데, 혹시 아나?"

　K도 여기까지는 공부하지 않았으리라 생각한다. 아니나 다를까, 이번에는 대답이 없다.

　인간은 유일하게 입으로 호흡할 수 있는 동물이다. 인간은 기도와 식도가 교차하기 때문에 입을 코 대용품으로 사용할 수 있다. 개는 더울 때 입으로 헥헥거리는데, 이는 개에게는 땀샘이 없기 때문에 입으로 숨을 뱉어서 체온을 내리려는 행위이지 숨을 쉬는 행동은 아니다. 개는 숨을 코로 들이쉰다.

자기면역질환 역시 인간에게만 있다. 뉴질랜드블랙마우스라는 쥐가 자기면역질환을 일으키는 유일한 동물이며, 그 밖에는 후천적으로 면역질환에 걸리는 동물은 내가 아는 한 인간 이외에는 없다. 입호흡을 하지 않는 동물에게는 자기면역질환이 거의 없다고 봐도 된다.

저명한 면역학자인 니시하라 가츠나리(西原克成) 선생도 말했지만, 나는 20여 년 전부터 입호흡이 질병의 원인이라고 호소해왔다. 교원병[55]이나 네프로제[56], 꽃가루알레르기, 천식, 일부 아토피피부염 같은 면역계 질병은 입호흡과 매우 깊은 관계가 있다. 왜냐하면 목에는 매우 중요한 면역기관인 인두편도(편도선, 아데노이드)가 있는데 입호흡을 하다 이 곳에 상처가 나면 면역 시스템에 오작동이 일어나기 때문이다. 입호흡을 멈추면 면역질환이 크게 호전된다.

수많은 환자를 치료하고서 알게 된 사실인데, 입호흡이 나쁘다고 머리로는 알아도 일단 잠이 들면 어느 틈엔가 입호흡을 하는 사람이 매우 많다. 이는 의식적으로 입호흡을 하지 않으려는 노력이 절실한 이유이다.

다음의 10가지 항목을 확인해보자.

---

55) 교원병 : 피부, 힘줄, 관절 따위의 결합조직이 변성되어 아교섬유가 늘어나는 병을 통틀어 이르는 말. 만성 관절류머티즘, 류머티즘열, 피부근육염, 피부경화증, 다발동맥염 따위가 있다.

56) 네프로제(Nephrose) : 신장의 토리에 이상이 있어 혈액 속의 단백질이 오줌 속에 다량으로 배출되며 몸이 붓는 병. 신장질환 외에 당뇨병 같은 대사이상(代謝異常), 전신성 에리테마토데스 따위가 원인이 된다.

- 힘을 빼고 있으면 입이 살짝 벌어져서 멍해 보인다.

- 앞니가 튀어나와 있거나 이가 벌어져 있다.

- 입을 다물면 아랫니가 윗니를 덮는다(반대교합).

- 한 쪽 치아로만 음식을 씹거나 치아교합이 좋지 않다.

- 아랫입술이 윗입술보다 두껍다.

- 입술이 하얗게 튼다.

- 아침에 잠에서 깨면 목이 아플 때가 많다.

- 윗입술 전체가 산 모양을 하고 있다.

- 음식을 먹을 때 쩝쩝 소리가 난다.

- 알레르기성비염 등의 코막힘 증상이 있다.

위의 항목에서 하나라도 해당되는 사람은 평상시 혹은 수면 중에 입호흡을 하는 것으로 의심된다. 여러 개가 해당되는 사람은 입호흡의 비율이 높다고 보면 된다.

입호흡을 고치려면 어떻게 하면 좋을까? 몇 가지 방법을 소개한다.

● 고무젖꼭지를 물고 잔다

현대인은 이유(離乳)를 서두른 나머지 이른 시기에 고무젖꼭지를 뗀다. 그 때문에 입호흡을 하는 아이가 늘어난다. 어른이라도 입에 고무젖꼭지를 물고 자는 훈련을 해보자.

● 반창고로 입이 벌어지지 않도록 붙인다

입에만 마스크를 하거나 입술을 다문 상태에서 아랫입술에서 윗입술 쪽으로 반창고를 붙인다. 혹은 역팔자 모양으로 양 입가에 반창고를 붙인다. 반창고는 너무 단단히 붙이지 말자. 재채기를 했을 때 고막이 찢어질 수 있다. 밑에서 위쪽으로 붙이면 기도를 넓힐 수 있다.

● 평소 사용하지 않는 쪽 치아로 껌을 씹는다

입을 다물고 평소 사용하지 않는 쪽 치아로 무설탕 껌을 씹는다. 이러한 행동은 한 쪽으로만 씹는 습관을 교정한다.

● 코를 자극한다

코의 양 옆과 콧등 부분을 손가락으로 자극한다. 수면 중에 비중격[57]을 자극하는 장치도 시판되고 있으니 활용해도 좋다. 스포츠 선수들이 쓰는 코에 붙이는 반창고도 좋다.

● 1%의 식염수로 가글한다

100cc의 물에 소금 1g을 녹여서 가글한다. 인두편도까지 소독되도록 고개를 뒤로 젖힌 상태에서 '아~ 에~ 이~ 오~ 우~' 소리를 내면서 가

---

57) 비중격(鼻中隔) : 코 안(비강)을 좌우로 나누는 칸막이벽으로 주로 연골과 골판으로 구성되어 콧등과 코끝을 지지하며 점막으로 덮여 있다.

글한다.

내 병원에는 난치병으로 분류된 교원병 환자도 상담하러 온다. 그런 분들께는 시간이 나면 이비인후과 전문의를 찾아가 목 안쪽을 깨끗이 청소하라고 권한다. 그리고 가글법도 지도한다. 가글은 다들 잘하는 듯 보이지만 의외로 제대로 된 방법을 모르는 사람이 많다. 당연히 수면 시 코호흡에도 신경을 써달라고 당부한다.

그리고 해조류나 해조류에서 추출한 미네랄을 먹고, 물을 뿌린 흙 위에서 맨발로 제자리걸음을 하면서 몸의 중심을 바로잡으면(허리가 쭉 펴지게끔 빈 병에 물을 넣어 머리에 이고 양손으로 받친 자세가 효과적이다) 거의 모든 증상이 경감되고, 개중에는 완치되는 분도 많다.

코호흡이 당연하다고 여기면서도 의외로 많은 분들이 입으로 호흡하고 있다. 유비무환이란 말도 있듯이 건강 유지를 위해서라도 의식적으로 코호흡을 하자.

뭉친 근육을 풀면
몸이 상쾌해진다

"그동안 열심히 공부했으니 상으로 활력을 충전해줄게. 고향에 한번 내려와."

어찌어찌하다 보니 K에게 체내 정전기 강의를 하게 되었지만 슬슬 강의의 끝이 다가오고 있었다. 마지막 강의는 고향에서 옛 이야기를 곁들이며 하고 싶은 마음에 K를 내 연구소로 초대했다. 그도 50세를 넘기면서 몸이 예전같지 않을 테니 이참에 나만의 방법으로 재충전시켜주는 것도 괜찮겠다 싶었다.

며칠 뒤 K가 내 연구소를 방문했다. 스즈카 시(鈴鹿市)의 북쪽, 긴테쓰 나고야본선(近鉄名古屋本線)의 일반 열차만 서는 조그만 역에서 걸어서 5분

거리에 내 연구소가 있다. K는 처음 내 연구소를 보고 그 호화찬란한(?) 모양새에 입을 다물지 못했다.

"여기야? 자네 연구소가?"

"응, 근사하지?"

"근사하다니…. 이보게, 이건 컨테이너잖아."

그렇다. 내 연구소를 찾아온 사람들은 모두 깜짝 놀란다. 분홍색으로 칠한 컨테이너가 밭 한가운데에 떡 하니 놓여 있기 때문이다.

"그게, 난 연구에는 돈을 쓰지만 장소는 어디든 상관없거든. 건물에 돈을 들이면 그만큼 발명품을 비싸게 팔아야 하잖아. 이슬만 피할 수 있으면 충분해. 건물과 연구는 별개니까."

나는 이런 지론을 오랜 세월 동안 고수해왔고, 아무리 돈을 많이 벌어도 내 지론을 버릴 생각은 없다.

"DVD는 봤겠지?"

나는 환자의 치료 전과 치료 후를 꾸준히 DVD에 기록해왔다. 안 그러면 "이만큼 좋아졌다"라고 말해도 아무도 믿어주지 않는다. 예를 들어, 부축을 받으며 간신히 걷던 사람이 10분 후에는 깡충깡충 뛰면서 돌아갔다고 한다면 그 사실을 입 아프게 떠들어봤자 아무도 믿어주지 않는다. 하지만 DVD로 보여주면, "저거 다 연기 아냐?"라든가 "화면 조작한 거 아냐?"라고 의심하는 사람도 있지만, 대개는 믿어준다. 나는 강연이나 학회에서도 가능하면 DVD로 먼저 실제 성과를 보여준 다음에 이야기를 시작한다. K에게도 DVD를 보냈었다.

치료를 원하는 사람에게도 먼저 DVD를 보고 난 후에 찾아오라고 한다. 참고로, 나는 치료비를 한 푼도 받지 않는다. 증상이 아무리 심한 환자를 고쳤다 한들 무료이다. 하지만 이런 식으로 했더니 20년 뒤까지 예약으로 꽉 찼던 경험이 있어서, 이래서야 내 몸이 남아나지 않겠다 싶어 지금은 치료보다는 건강을 위한 연구나 계몽활동에 주력하고 있다. 이것이 굳이 내가 손을 쓰지 않더라도 환자 스스로 치유할 수 있게끔 지도하는 방법 같기 때문이다.

이 책도 계몽활동의 일환이라고 보면 된다. 매일 아침저녁으로 땅에 손을 짚기만 해도 몸이 좋아진다는데, 속는 셈치고 한번 해보자는 생각이 들지 않는가? 병원이나 치료원을 찾기 전에 1주일이나 2주일만이라도 해보자. 그래도 별 차도가 없는 사람만 전문가의 치료를 받으면 된다. 아직 건강할 때 이런 습관을 들인다면 병원에 다니는 사람은 급감할 터이다.

뭉친 근육을 풀어줄 겸해서 K의 근육을 살피니 몸이 많이 비틀려 있었다. 내 치료는 거칠기 때문에 비명이 절로 나오는데, K 역시 끝날 무렵에는 눈물을 흘렸다(치료 방법은 설명해봤자 아무도 따라할 수 없으니 생략하겠다. 아들에게는 계승시킬 생각이다). 나는 몸의 근육군이 이완되면 대부분의 불쾌한 증상이 개선된다고 믿는다. 그러므로 근육을 어떻게 이완시킬까에 주안점을 둔 치료와 지도를 하고 있다. 이 때 무식한 힘으로 근육을 이완시키는 짓도 마다하지 않기 때문에 비명이 나올 때도 있다. 하지만 오랜 시간 연마한 기술이라 전혀 위험하지 않다.

내 근육 마사지가 다 끝난 뒤 이완된 근육이 주는 힘차고 상쾌한 느낌은 치료를 받아본 사람이 아니면 알 수 없다. 뒤집어 말하면, 질병이나 불쾌한 증상은 근육이 긴장하고 수축한 탓에 일어난다고 할 수 있다.

"근육이 긴장하면 어떻게 될까?"

"몸이 딱딱해지지."

"옳거니. 그러면 혈관은 어떨까?"

"혈관도 수축하지 않을까?"

"그렇지. 혈관이 수축하면 어떻게 되지?"

"그렇구나, 정전기가 잔뜩 발생하겠어."

그렇다. 앞장에서도 말했듯이, 근육이 이완하고 수축하는 데는 칼슘이온이 매우 중요한 역할을 한다. 근육에 붙어 있는 근소포체란 곳에서 칼슘이온이 방출되면 근육이 수축하고, 칼슘이온이 되돌아가면 근육은 이완된다. 정전기가 많아지면 칼슘이온이 근소포체로 돌아가지 못하기 때문에 근육은 수축한 채로 남게 된다. 여기서 악순환이 시작된다.

'정전기가 늘어난다 → 근육이 수축한다 → 혈관이 수축한다 → 정전기가 늘어난다.'

이 사이클을 반복하는 동안 근육은 점점 딱딱하게 굳어버린다. 어깨 결림에서 시작해서 무릎 통증, 부종, 알레르기성비염, 아토피피부염 등 다양한 질병으로 이어진다. 배를 살짝만 눌러도 "아얏!" 하고 비명을 지르는 사람이 있는데, 그런 사람은 내장까지 딱딱해진 탓에 내장 기능이 상당히 저하된 상태로, 이미 병에 걸렸든가 걸리기 직전에 와 있을 것이다. 암에 걸릴 위험도 있다.

이 악순환에서 탈출하려면 스트레스를 줄이는 방법이 최고다. 그다음은 무조건 근육 마사지를 해야 한다. 근육이 결린 부위에는 트리거포인트(압통점)가 있고 그 부분에 근경결이라는 뻐근한 곳이 있는데 그 곳을 공들여서 풀어준다. 마사지 후 일시적으로 통증이 증가할 수 있으나 그래도 계속 마사지한다. 되도록 살짝살짝 풀어주는 방법이 제일 좋지만 조금 세게 해도 상관은 없다. 트리거포인트가 생기면 없애기가 상당히 힘들다. 하지만 계속하다 보면 반드시 근육이 이완되고 혈류가 좋아져서 다양한 증상이 차츰 사라진다.

"그리고 병행해야 할 일이….."

"몸속에 쌓인 정전기를 뺀다!"

K가 호기롭게 외쳤다. 정답, 100점 만점이다.

생활수칙 7

식습관으로 정전기 발생을 억제한다

⚡

K가 질문했다. 이번 질문을 마지막으로 이세 만의 맛있는 생선을 안주로 한잔 하러 가기로 했다.

"내가 알고 싶은 건 식생활이 정전기와 상관이 있느냐 하는 거야. 질병을 예방하고 치료하는 데 있어 무얼 먹느냐가 중요하다는 게 내 생각이니까."

K의 말대로 식사는 매일의 일과이기 때문에 소홀히 할 수 없다. 하지만 '우리가 무엇을 먹으면 좋을까?'란 질문에는 답하기가 정말 어렵다.

일례로, 골다공증 예방을 위해 우유를 마신다는 사람이 많은데 정말로 예방이 되느냐 하는 점에선 사실 의심스럽기 짝이 없다. 분명 우유에는 칼슘이 많이 들어 있지만, 칼슘이란 영양소는 마그네슘과 같이 있어야만 비로소 체내에서 뼈가 되기 때문이다. 그런데 칼슘을 먹어야 한다는 명제에만 매달린 나머지 사람들의 머릿속에선 마그네슘은 잊혀졌다. 건강한 식생활이라고 하기엔 수준이 너무 낮다. 그래서 나는 우유에 대해서는 '칼슘이 많으니까', '골다공증에 좋으니까'와 같은 이유가 아니라 '좋아하면 마시고 싫으면 안 마신다' 정도로만 받아들이면 된다고 생각한다. 살아 있는 모든 생명은 종족 보존이 최우선 목표인데, 그런 면에서 볼 때 우유가 최고의 먹을거리라면 송아지가 젖을 떼고 풀을 먹는 일은 없어야 하는 것 아닌가.

최근에는 건강보조식품이 유행하면서 '난치병이 나았다'라는 대담한 광고 문구를 쓰고, 그 문구에 혹하는 사람들이 많은데 개인적으로는 그러한 현상이 그다지 탐탁지 않다. 첫 번째 이유는, 어떤 이의 난치병이 나았다고 해서 누구든 다 똑같은 효과를 보리란 보장이 없기 때문이다. 같은 약이어도 모든 이에게 같은 효과를 내지는 않는다. 하물며 약도 아닌 건강보조식품이 모든 사람들에게 같은 효과를 낸다는 건 있을 수 없는 일이다.

두 번째 이유는, 난치병을 치료하는 데 효과가 있었다고 해서 과연 건강을 유지하는 데에도 도움이 될지 고려해봐야 한다는 점이다. 이 점은 건강보조식품을 복용할 때 반드시 짚고 넘어가야 할 부분이다. 열이 날 때는 해열제를 복용하고 열이 떨어지면 복용을 멈추는 것이 약의 상식이다. 해열제는 열을 내리는 약이지 건강을 유지하는 약이 아니기 때문이다. 건강보조식품은 약과는 성질이 조금 다르지만, 난치병에 잘 듣는다고 해서 건강까지 쭉 유지시켜주리라는 보장은 어디에도 없다. 오히려 지속적인 복용으로 생길지 모를 폐해도 고려해야 한다.

우유도 건강보조식품도 사소한 예에 불과하지만, 많은 이들이 먹을거리 문제를 너무 단순하게만 바라본다는 생각이 들어 참을 수가 없다. 음식이 우리 몸속에서 어떤 작용을 거쳐 에너지로 바뀌는지를 생각할 필요가 있다. 계속 이야기를 하다 보면 이 주제만으로도 책 한 권은 나올 판이니, 이 자리에서는 정전기의 관점에서 두 가지 조언만 하고 끝내겠다.

편식 습관은 반드시 고쳐야 한다

첫째, 편식을 하지 말아야 한다. 왜 편식이 안 좋을까?

정전기는 혈액이 혈관벽을 스칠 때 대량으로 발생한다. 이 때 혈관벽이 양전하로 대전되느냐 음전하로 대전되느냐는 혈액의 질에 좌우된다. 왜냐하면 정전기는 무엇과 무엇이 서로 스치느냐에 따라 양전하로도 대전되고 마이너스로도 대전될 수 있기 때문이다. 예를 들어, 사람의 피부와 나일론이 스치면 나일론이 음전하, 피부가 양전하로 대전되지만 염화비닐과 스치면 염화비닐이 양전하, 피부가 음전하로 대전된다.

줄곧 같은 음식만 먹으면 혈관벽과 마찰하는 혈액의 질도 같아질 가능성이 높다. 그러면 음전하인지 양전하인지는 모르나, 항상 같은 종류의 정전기만 쌓이게 된다. 반면 아침에는 채소를 먹고, 점심에는 고기를, 저녁때는 생선을 먹는 식사를 계속하면 아침에는 혈관벽에 양전하가 쌓였다가도 점심때가 되면 음전하로 바뀐다. 즉 양전하와 음전하가 상쇄돼서 정전기가 쌓이기 어려워진다.

결국 '식사는 이것저것 골고루 먹어야 좋다'는 상식은 체내 정전기 관점에서도 옳은 상식이라고 할 수 있다. 식사뿐만이 아니라 마음의 상태나 환경 등에 따라서도 혈액의 질은 변화하기 때문에 식사만으로는 설명이 안 되는 부분도 있지만, 편식이 정전기를 쌓이기 쉽게 만드는 요소 중하나임에는 틀림이 없다.

미네랄을 듬뿍 섭취한다

둘째, 미네랄을 충분히 섭취해야 한다. 영양소로 필요한 미네랄을 필수미네랄이라고 한다.

표 4 ▪▪▪ 필수미네랄 16가지

양이온	음이온
칼슘, 인, 칼륨, 나트륨, 마그네슘, 아연, 크롬, 코발트, 셀렌, 철, 구리, 망간, 몰리브덴, 요오드	유황, 염소

미네랄은 우리 몸속에서 다양한 작용을 한다. 그것도 서로 길항하거나 도우면서 작용한다. 일례로 아연은 각종 효소의 생성, 혈중콜레스테롤양의 조절, 세포와 생식기의 발달, 단백질 합성과 생명활동, 유해 미네랄의 해독과 활성산소의 제거 작용을 하며, 결핍되면 피부 장애와 미각 장애가 나타난다. 유황은 아미노산과 비타민 B₁, 털, 손톱, 피부 등의 구성요소이다. 마그네슘은 신경 기능의 유지와 뼈와 간, 근육, 피부에 필요하다. 부족하면 고혈압이나 당뇨병, 심장질환 같은 생활습관병에 걸리기 쉬우며, 유황과 함께 유해 미네랄의 해독에 효과적이다. 철은 약 70%가 헤모글로빈의 형태로 적혈구 속에 존재하는데 산소의 운반과 세포 호흡, 에너지 대사, 수많은 효소의 형성에 관여한다.

모든 병태(病態), 모든 병폐(病弊), 모든 질병을 파고들면 '미네랄 결핍'이라는 원인에 도달한다고 라이너스 폴링 박사[58]는 말했다. 그 정도로 미네랄은 중요하다. 하지만 박사는 효소의 기축이 된다는 점에서 이온화 미네랄을 중시했을 뿐 정전기에 대해서는 고려하지 않은 듯하다.

그러면 이온, 미네랄, 정전기는 어떤 관계가 있을까? 미네랄은 혈액 속으로 들어가면 이온화한다. 이것이 전해질이며, 전해질은 전기를 통과시킨다. 전기를 통과시키지 않는 포도당이나 요소는 비전해질이라고 한다. 혈관 속의 정전기가 늘어나면 적혈구의 표면에서 전하의 균형이 무너

---

58) 라이너스 폴링(Linus Carl Pauling, 1901~1994) : 미국의 물리화학자. 현재의 화학결합론의 기초를 구축하였고 양자역학적 공명(共鳴), 전기음성도, 공유결합반지름, 이온반지름 등 많은 유용한 개념을 정립했다. 1954년에 노벨 화학상을, 1962년에 노벨 평화상을 수상했다.

지기 때문에 적혈구끼리 달라붙어 혈액의 상태가 나빠진다. 그리고 그 영향으로 병에 걸린다.

당뇨병에 걸리면 혈중 포도당이 늘어나면서 적혈구가 염주나 덩어리 형태로 뭉치기 때문에 혈액순환 부전에 빠질 가능성이 있다. 그 결과 말초혈관 경색이 일어나고 혈관이 좁아지면서 어쩔 수 없이 발가락을 절단해야 하는 상황이 벌어지기도 한다. 하지만 재생의료 분야에서는 줄기세포로 혈관을 만들어서 혈류를 개선시키려는 시도를 하고, 발가락을 절단하지 않아도 되는 치료법을 연구하고 있다고 하니, 머지않은 미래에는 당뇨합병증으로 발가락을 절단하는 경우는 줄어들 것으로 보인다.

혈관벽에 정전기가 쌓이면 그 곳에 물 분자가 달라붙어서 혈관이 좁아지거나 혈관의 수가 줄어 부종의 원인이 된다는 이야기도 했었다. 하지만 적당량의 미네랄을 섭취하면 이온화된 미네랄이 정전기를 중화시킨다. 그 영향으로 뭉쳐 있던 적혈구가 서로 떨어지고 혈관벽에 달라붙었던 물 분자도 혈류를 타고 흘러가버린다[77쪽, 그림 11 참고].

체내 정전기를 제거하는 가장 효과적인 방법은 미네랄을 섭취하는 것이다. 현미밥에 신선한 채소와 해조류, 어패류, 된장과 각종 절임식품으로 구성된 식사를 하면 미네랄을 풍부하게 섭취할 수 있다. 가끔은 양식을 해도 괜찮다. 중화요리도 좋다. 하지만 기본은 이 식단 구성을 지키는 것이 좋다. 채소와 어패류는 되도록 신선한 것을 고른다면 최고의 건강 식단이 된다.

미네랄을 섭취할 때는 종류보다는 질이 중요하다. 굳이 하나를 고르라면 식물성 미네랄이 좋다. 식물은 근산[59]으로 토양을 녹여서 흡수한 미네랄을 잎이나 줄기에 저장한다. 이러한 식물의 특성에 기반해 식물화석을 산에 녹여 마시는 건강법이 있는데, 이는 화석에 함유된 미네랄을 섭취하려는 의도이다.

식사 외의 방법으로 미네랄을 간단하게 섭취하려면 식물을 태운 재를 구연산이나 초산 등에 녹여 마시면 된다. 독성이 있는 식물은 곤란하지만 식용 가능한 식물이라면(되도록 무농약 채소) 무엇이든 상관없다. 요리하고 남은 자투리 채소를 써도 된다. 청주나 와인처럼 식물을 발효시켜서 만든 술에도 미네랄이 풍부하다.

만드는 방법은 어렵지 않다. 우선 미역과 다시마, 거머리말, 돌김 등의 해조류를 건조시킨 다음 불에 태워 재로 만든다. 그렇게 나온 재 자체가 미네랄이다. 그 재를 그냥 먹어도 된다. 되도록 탄소(C)를 제거해서 회색으로 만드는 편이 효율적이다. 그 재를 식초에 넣고 1개월 이상 재우면 초산아연, 초산요오드, 초산마그네슘 등 물에 잘 녹는 초산염의 형태로 미네랄을 섭취할 수 있다. 이를 매일 소주잔으로 1잔씩 마신다.

1잔 이상은 마시지 않는다는 점이 중요하다. 식초는 아무리 그래도 식초다. 즉 산화제이기 때문에 노화를 가속화시킬 가능성이 높다. 하지만 '이독제독(以毒制毒, 독으로 독을 다스린다)'까지는 아니더라도, 적은 양의 식

---

59) 근산(根酸) : 작물의 뿌리가 분비하는 유기산으로, 유독한 물질을 무독화하며 필요로 하는 원소를 취득하는 역할을 한다.

초는 자극제가 되어 우리 몸에 활력을 불어넣는다. 식초 대신 구연산을 써도 된다. 알코올에 담가 유효 성분을 우려내는 방법도 좋다. 미네랄이나 기타 영양소들이 알코올에 쉽게 녹아나오기 때문에 예부터 매실주 등을 귀하게 여겼다.

비법이 하나 더 있는데, 중조(탄산수소나트륨)를 녹인 물에 재나 해조류를 넣고 끓이면 된다. 중조는 알칼리성이라 해조류나 채소의 영양분을 미네랄과 함께 통째로 추출할 수 있다. 학생 때 했던 잎맥을 추출하는 실험을 기억하는 분도 있을 텐데, 그와 같은 원리이다. 돈도 별로 안 드니 시중에 나도는 값비싼 건강보조식품을 먹기 전에 이 방법부터 시도해보길 권한다.

이 두 가지 비법은, 음식물이 체내에서 흡수되는 방식을 그대로 따르고 있다. 음식물은 위산으로 분해되고, 다시 장내에서 중화 및 분해되어 흡수된다. 즉 식초나 구연산은 위산 대신이며, 중조는 장내의 알칼리성 효소 대신이라고 보면 된다. 둘 다 10배 이상의 물에 희석해서 마시기를 추천한다. 신장은 혈액순환이 활발한 조직이다. 당연히 체내 정전기가 많이 발생하는 곳이다. 미국 신장학회지의 2009년 7월 16일자 온라인 판에 게재된 기사에 따르면, 매일 정량의 탄산수소나트륨(중조)을 복용하면 만성 신부전의 진행을 늦출 가능성이 있다고 한다. 즉 중조미네랄은 체내 정전기 제거뿐만 아니라 신장에도 좋은 영향을 주리라 기대된다.

체내 정전기를 제거하고 싶다면 체내에 항상 전하물질이 존재할 수 있는 상황을 만들면 된다. 그렇게 하면 정전기가 발생해도 미네랄이 지닌

전하가 중화해준다. 요는, 되도록 패스트푸드를 멀리하고 전통식을 위주
로 식생활을 하는 것이다.

　　이것으로 체내 정전기 강의를 마치겠다. 분명히 말해서 기초 중의 기
초를 설명했을 뿐이지만, 이 정도만 알아도 독자 여러분의 건강관은 크게
바뀌었으리라 생각한다. 다음 장에서는 내 건강철학을 잠깐 소개하면서
이 책을 마무리하고자 한다.

　　K 덕분에 즐겁게 이야기를 진행할 수 있었다.

　　"이야, 자네 덕분에 나까지 유식해졌어."

　　K도 만족한 얼굴이다.

　　그런데 K에게 감사 인사를 들을 일이 하나 더 생겼다. 1년 전부터 조
금씩 빠지기 시작하던 머리카락이 지난 2개월 사이에 큰 변화를 보인 것
이다. 비교적 단기간의 변화라서 오랜만에 찾은 쓰키지 초밥집의 주방장

사진 5 ▪▪▪ K의 머리카락, 2개월 뒤의 변화

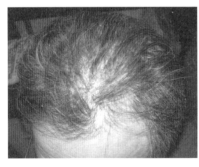
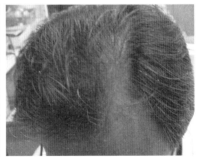

도 놀랄 정도였다. 아직 갈 길이 멀지만 사진을 공개한다.

"자네가 내 친구라서 다행이야."

K는 사진을 보자마자 눈물이라도 흘릴 듯한 얼굴로 내 손을 부여잡았다.

이 직후 여름휴가차 친척집을 방문했을 때 "엄청 젊어졌네"라는 소리를 들었다고 한다. 축하하네, 친구!

행복한 죽음을
맞이할
건강한 인생을 위하여

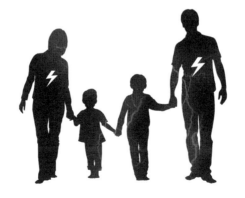

턱관절장애 치료 분야에
혁신을 일으키다

⚡

나는 원래 치과의사로, 수많은 사람들의 턱관절장애를 치료했다. 턱관절장애를 완치시킨 환자 수만 따진다면 아마 내가 세계 1위가 아닐까 자부한다. 입에 손가락이 한두 개밖에 안 들어가던 사람이 내 치료를 받은 지 불과 몇 분 만에 입을 쩍 벌릴 수 있을 정도로 호전된 경우가 셀 수 없이 많다. 이런 결과는 교과서에 실린 치료법으로는 불가능하다.

나는 발목 근육의 이상을 고쳐서 턱관절장애를 치료하는 방법을 쓴다. 발목과 턱이 무슨 상관이냐는 의문이 들겠지만 근육의 연결을 세세히 조사하다 보면 매우 밀접한 관계가 드러난다. 발목에는 장단비골근(長短緋骨筋, 긴종아리근과 짧은종아리근)이란 근육이 있다. 이 근육이 비틀리면 근육

연결을 타고 올라가 관자놀이 부근의 측두근(側頭筋)에 영향을 준다. 관자놀이는 음식을 씹을 때 움직이는 부위이며, 이 곳의 근육은 음식을 씹는 행위와 매우 깊은 연관이 있다. 근육의 연계에서도 측두근은 교근(咬筋)과 연결돼 있다. 즉 발목의 장단비골근이 비틀리면 측두근에 이상이 생기고, 그것이 교근에 영향을 줘서 치아 교합이 어긋난다. 이런 인체의 구조를 이해하고 나면 '장단비골근의 비틀림을 치료하면 된다'는 치료 계획이 저절로 떠오른다.

내가 학회에서 발표하기 전까지는 턱관절장애의 원인을 치아 교합의 이상으로 보았다.

1995년 9월에 있었던 '제3회 일본 악두개(顎頭蓋)기능학회학술대회 연구발표'에서 나는 〈염좌가 턱관절장애에 미치는 영향〉을 발표했고, 그 내용이 나름 언론의 평가를 받아 산케이신문과 주니치신문에 실렸었다. 하지만 학계에서는 "새빨간 거짓말이다", "사기꾼이다, 돌팔이다"라며 온갖 욕설과 비난을 퍼부었다. 나는 비난과 욕설에 굴하지 않고 그다음 해인 1996년 9월에 열린 같은 학회에서 〈외상성 경부증후군[60]이 턱관절장애에 미치는 영향〉을 발표했다. 전해에 비해 비난의 소리는 줄어들었지만 그래도 여전히 내 발표 내용을 이해하고 받아들이는 사람은 소수에 불과했다(이 때도 산케이신문에 내 발표 내용이 실렸다).

---

60) 외상성 경부증후군(外傷性頸部症候群, Traumatic Cervical Syndrome) : 경추부의 외상, 특히 자동차 추돌사고 시의 경추과신전 손상에서는 경추부의 여러 증상뿐만 아니라 신경근 증상, 척수 증상, 자율신경 증상 등 다채로운 증상을 수반하는 경우가 많으므로 이 병명을 사용한다. 타박상과 거의 같은 뜻으로 사용되고 있다.

다시 그다음 해인 1997년 9월에는 작전을 바꿔 수술을 해도 좋아지지 않던 턱관절장애 환자가 내 치료를 받고서 완치된 모습과 발목과 연관된 턱관절 치료를 찍은 비디오를 상영했다. 그 누구도 반론을 제기할 수 없는 결과를 눈앞에 보여준 것이다. 비디오 덕에 이후로 내 치료법에 이의를 제기하는 치과의사는 한 명도 없었다. 그 대신 존경과 외경의 시선을 받게 되었고, 많은 의사들이 내가 개최하는 강연회를 찾는 현상도 벌어졌다.

현재, 턱관절장애는 전신질환으로서 치아 교합만으로는 낫지 않는다는 인식이 정착된 편이다. 그 같은 변화의 불씨를 지핀 사람은 다른 누구도 아닌 바로 나다. 별별 소리를 다 들었지만 턱관절장애를 고치는 데 일익을 담당했던 일은 내게도 영광이자 행복이었다.

'더 나은 죽음'을
향한 사명감

⚡

    내게 주어진 사명을 생각하다 보면 '사람들이 더 나은 죽음을 맞도록 돕는 일'이라는 결론에 다다른다. 다리나 허리가 아프니 어떻게 좀 해달라며 병원을 찾아오는 어르신들이 많다. 그들은 오랜 세월 고통스러웠던 통증이 사라지면 예외 없이 "이제 고통 없이 죽을 수 있다"고 말하며 고마워한다. 그들의 모습을 보며 나는 고통 없이 맞는 죽음이 얼마나 중요한지 통감했다.

    아무리 대단한 의사나 치료사라도 '죽고 싶지 않다', '영원히 살고 싶다'라는 인간의 소원은 이뤄주지 못한다. 생명이 있는 존재는 반드시 죽는다는 명제는 철칙이다. 죽음이 절대적인 철칙이라면, 되도록 고통 없이 죽고 싶다는 마음 또한 당연한 바람이 아닐까?

꼭 고통이 아니더라도, 예를 들어 치매에 걸려 가족을 서서히 잊어가고 간호하는 가족도 지쳐가는 상황에서 죽어가는 것은 결코 환영받는 죽음이라고 할 수 없다. 어떤 의미에서 치매는 죽음의 공포를 알지 못하도록 하늘이 내린 선물인지도 모른다. 하지만 가능하다면 치매에 걸리지 않고 생을 마감하고 싶은 것이 사람의 마음일 것이다.

'더 나은 죽음'은 앞으로 더욱 중요한 이슈가 되리라 본다. 병을 고친다는 행위는 어디까지나 더 나은 죽음을 맞이하기 위한 수단으로서 존재한다. '평화롭게 죽어가고 싶다', '나도 주변 사람들도 만족하는 죽음을 맞고 싶다'라는 소망을 위해 내 도움이 필요하다면 얼마든지 제공하고 싶다.

아버지의 죽음을 통해
배운 2가지

⚡

나는 '더 나은 죽음'을 생각할 때마다 아버지를 떠올린다. 엄격한 분이었지만 공부하란 소리는 한 번도 하지 않으셨다. 내가 고등학교 때 제대로 출석도 하지 않고 놀고만 있어도 모르는 척하시던 분이다.

다만 예의범절과 남자답게 사는 법에 관해서는 몸이 너덜너덜해질 정도로 맞아가며 배웠다. 초등학생 때 누나가 괴롭힌다고 이르면 "사내자식이라면 누나를 감싸줘야지!"라며 아버지는 눈물이 쏙 빠지도록 나를 야단치셨다. 그리고 시시때때로 "남자라면 책임을 져야지, 남들 위에 서고 싶다면 그 사람이 좋다 나쁘다 구시렁댈 것이 아니라 감싸주고 지켜줘야 하는 거야"라는 말을 귀에 못이 박히도록 하셨다. 당신 말에 거역하거나 반하는 행동을 하면 인정사정없이 주먹이 날아왔다. 인사를 안 했다고 맞고 전화를 빨리 안 받았다고 맞는 등 인간으로서 타인을 대할 때의 예의바른 행동이 얼마나 중요한지를 맞으면서 배웠다.

특히 아버지가 우리 가족에게 한 말씀은 죽어도 잊지 못한다.

"우리 집에 허락 없이 신발 신고 들어오는 놈이 있으면 몇 번이고 내가 그 자식을 찌르고 감옥에 갈 테니 안심해라. 대신 내게 반항하는 것은 용서 못 한다."

빈말이 아니라 100% 진심이었다. 그래서 나는 수없이 맞으면서도 부정(父情)을 느꼈다. 어린아이라도, 아니 어린아이이기에 더욱 아버지가 사랑해서 때리는지 미워서 때리는지를 잘 알았다.

내가 결혼하고 아들이 생기고 나서도 아버지는 나와 내 아들 모두를 사랑으로 대하셨다. 어느 날 내 아들인 모토히데(元英)의 몸에 이상이 생겨서 근처 내과에 갔더니 감기 같다고 했다. 그 말을 들은 아버지가 "척 봐도 풍진이잖아. 무슨 소리를 하는 거야!"라고 격렬하게 항의하셨다. 전문가가 하는 말이니 믿어보자고 내가 말하자 아버지는 "멍청한 놈! 사랑으로 모토히데를 보는 나와, 저기 앉아 돈줄로 보는 의사를 똑같이 취급하지 마라!"고 소리치셨다. 아니나 다를까, 사흘 뒤 아들의 얼굴에 좁쌀 같은 뾰루지가 올라오기 시작했다. 풍진이었다. 아버지는 내게 "사랑보다 더 좋은 치료가 있을 것 같으냐"라고 말씀하셨다. 그 이후로 '사랑보다 더 좋은 치료는 없다'가 내 좌우명이 되었다.

2006년에 아버지는 담관암으로 돌아가셨다. 아이치(愛知)암센터에 입

원시켜드렸고, 도쿄대학교 의학부 명예교수인 아키야마 료(秋山了) 선생이 백방으로 힘을 써주시는 등 일본 내 최고 의료진의 보살핌을 받으며 돌아가셨다. 성심성의껏 아버지를 치료해주신 의료진 여러분께 진심으로 감사를 드린다. "정말 고마웠습니다."

아버지와의 마지막은 돌아가시기 전날 병실에서였다. 저녁 8시 넘어 병문안을 갔는데, 이런저런 이야기를 하다가 "오늘은 자고 갈까요?" 하고 여쭈었더니 "네가 고생이 많구나. 하지만 괜찮다. 걱정 안 해도 된다. 애비는 아주 쌩쌩하다, 쌩쌩해"라며 손을 저으셨다. 정말 쌩쌩해 보이셨다. 집으로 돌아와 밤새 일한 다음 평소처럼 새벽 5시쯤 목욕을 하는데 전화벨이 울렸다. 병원에서 온 전화였다. "이미 혈압도 떨어지고 맥박도 잡히지 않는다"라는 연락이었다. 급히 병원으로 달려갔지만 아버지는 내가 도착하기 전에 불귀객이 되셨다. 불과 10시간 전만 해도 '쌩쌩하다'라며 웃으시던 분이었다. 나는 애통했지만 한편으론 아버지의 죽음을 보며 '이런 게 행복한 죽음이구나'라고 느꼈다.

나는 아버지의 죽음에서 두 가지를 배웠다. 첫째는, 최고의 의료진에게 치료를 받았음에도 피할 수 없었던 죽음의 절대성을 새삼 느끼며 몇 명이 달라붙든 '인명은 재천'이라는 철칙을 통감했다. 그리고 둘째, 아버지가 내게 보여주신 '행복한 죽음'을 많은 이들에게 제공하는 일이 내 역할이자 사명임을 다시 한 번 확인할 수 있었다. 아버지는 말 한마디 남기지 못하고 가셨지만, 언어보다도 훨씬 강렬한 메시지를 내게 남기고 이승을 떠나가셨다. 지금도 나보다 훨씬 강했던 아버지의 모습이 잊히지 않는다.

아버지의 장례식을 치르고 얼마 안 되어 가족의 의미와 역할을 절감한 일화가 있었다. 아버지가 돌아가신 뒤 나는 빈껍데기처럼 지냈다. 어쨌거나 내게 아버지는 라이벌이자 스승이었고 넘어서야 할 목표였다. 어떻게든 아버지의 칭찬을 듣고 싶어서 줄곧 노력했었다. 그런 분이 갑자기 사라져버렸으니 모든 의욕을 잃어버릴 수밖에.

그런데 어느 순간 뒤를 돌아보니 아들의 모습이 눈에 들어왔다. 아들은 의대를 졸업하고 의사가 돼 있었다. 라이벌로는 부족한 존재라고 여겼던 아들이, 어느 날 정신을 차리고 보니 훌쩍 성장해서는 나를 뛰어넘을 준비를 하고 있었다. 그것을 깨달은 순간 이대로 정신놓고 있어서는 안 되겠다는 마음이 들었고, 그렇게 나 자신을 다잡을 수 있었다. '이대로 내가 무너져버린다면 아들은 더 이상 성장하지 못할지도 모른다. 아들을 위해서라도 그래선 안 된다. 아버지는 아들에게 힘에 부치는 라이벌이어야 한다'고 생각했다. 내가 앞으로도 더욱 노력해서 더 큰 일을 해낸다면 아들도 나 이상으로 노력해서 나를 넘어서려 할 것이다. 그렇게 되면 나도 아들도 아직은 더 성장할 수 있으리라. 가족이라는 이 기막힌 시스템에 감탄이 절로 나온다.

가족이란 서로의 라이벌이 돼서 함께 성장해나가는 소중한 존재이기도 하다는 사실을 아버지의 죽음을 계기로 확인했다. 아버지도 내 존재를 그런 눈으로 바라보셨을 것이다.

아버지가 타계한 지 3년이 흘렀다. 바로 며칠 전에 아버지가 타계한

줄 모르는 사람한테서 "아버님께선 요즘 어떻게 지내시나요?"라는 문안 인사를 받았다. 돌아가셨다고 전하자 그가 "정이 깊고 머리가 비상한 분이셨지요"라고 말했다. 3년이나 지났음에도 아버지는 여전히 내 라이벌임을, 지금에 와서 더욱 통감하고 있다.

일본 전역에
프티건강운동이 전파되다

⚡

나는 '죽고 싶다'는 사람은 많이 봤지만 '병에 걸리고 싶다'는 사람은 본 적이 없다. 걸리고 싶어서 병에 걸리는 사람은 없다는 말이다. 병에 걸리는 것은 수치스러운 일도 아니고 숨길 일은 더더욱 아니다. 병을 숨기면 나을 병도 낫지 않는다. 그러니 자기 몸에 이상이 생겼을 때는 자신에게 맞는 좋은 의사나 치료사를 찾아다니는 노력을 했으면 좋겠다.

내게는 신뢰할 수 있는 많은 동료가 있다. 질병을 매개로 알게 된 사람도 있고, 내 이론에 찬성하고 응원해준 사람도 있다. 그들은 일본 전역에서 프티건강운동을 전개하고 있다. 내 이론과 방법을 널리 알려서 많은 사람들을 건강하게 만들자는 활동이다.

그들 주변에는 체내 정전기를 빼서 건강을 되찾은 사례가 많다. 앞으로도 이 운동을 더욱 널리 펼치고 싶다. 그들은 의사가 아니라서 치료행위는 불가능하다. 어디까지나 상담을 해주면서 정보를 전달할 뿐이지만 체내 정전기를 빼는 방법만 가르쳐줘도 몸은 반드시 좋아지기 때문에 사람들에게 생활 지도를 함으로써 건강을 되찾아주는 일을 하는 것이다. 내게는 그 무엇과도 바꿀 수 없는 자랑스러운 동료들이기에 지면을 통해 소개하고 싶다.

　　58세를 넘긴 나이로 내 이론을 열심히 공부한 분이 계신데 바로 하마마쓰 시(浜松市)에 사는 이소베 기요코(礒部清子) 씨다. 어느 날 이소베 씨에게 암환자가 상담을 해왔다. 그녀는 내게 수시로 전화를 걸어 그 환자에게 어떤 조언을 해주면 좋을지 물었다. 체내 정전기에 대한 내용은 물론이고 식사나 스트레스 등에 관해서도 열심히 설명해주고, 근육 이완을 위해 마사지를 해주거나 효과 있는 체조를 가르쳐주기도 했다. 어떻게든 돕고 싶다는 이소베 씨의 마음이 에너지로 바뀌어 전달되었는지, 그 암환자의 생명력도 조금씩 강해졌다. 그러더니 최근의 검사에서는 암이 작아졌다는 결과가 나왔다. 이소베 씨와 둘이 얼싸안고서 펑펑 울었다고 한다. 나도 그 보고를 받고서 진심으로 기뻤다. 독자 여러분도 그 분이 얼마나 기뻐했을지 상상이 갈 것이다. 앞으로도 감사의 마음과 기쁨이 치유력을 높여서 그 분의 병은 더욱 호전되리라 생각한다.

　　야마나시 현(山梨県)에 거주하는 이시이 다쿠오(石井卓夫) 씨는 내게는 아버지와 같은 존재이다. 그는 젊었을 때부터 온갖 병을 달고 살았고, 아

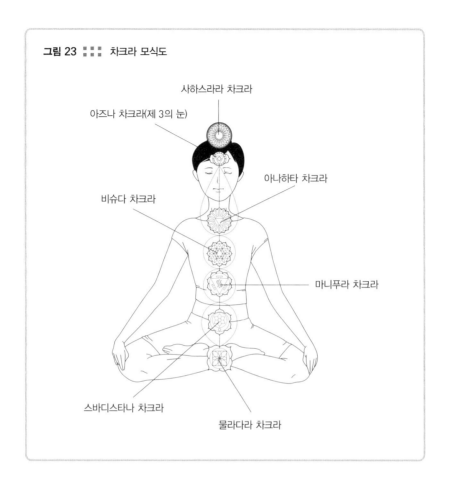

그림 23 ⋮⋮⋮ 차크라 모식도

사하스라라 차크라

아즈나 차크라(제 3의 눈)

아나하타 차크라

비슈다 차크라

마니푸라 차크라

스바디스타나 차크라

물라다라 차크라

내인 에이코(英子) 씨 역시 몇 년 전 유방암 수술을 받았지만 두 분 모두 지금은 건강하게 생활하고 계신다. 그리고 지난날의 경험을 토대로 열심히 건강법을 보급하는 데 힘쓰고 있다.

이시이 씨는 어느 날 친구의 몸이 오른쪽으로 비틀려 있는 걸 발견했다고 한다. 뭐라도 잡지 않으면 넘어지는 지경에까지 와 있었다. 정형외

과도 다녀보았지만 소용이 없었다는 말에 이시이 씨는 체내 정전기를 빼도록 돕고 마사지로 근육을 풀어주었다.

체내 정전기를 빼기 위해 차크라를 응용하기도 했다. 차크라는 요가에서 나온 말로, 인체의 여러 곳에 있는 정신적 힘의 중심점을 가리킨다 [그림 23 참고]. 6개나 7개, 혹은 8개가 있다고도 하는데 그 수가 일정하지는 않다. 기의 출입구라고도 하는데, 현재까지는 제대로 밝혀진 바가 없다. 하지만 아무런 효과도 없었다면 지금까지 전해지지도 않았을 것이다. 학문적인 해명은 아직 불가능하지만 나름대로의 기능이 있지 않을까 추측한다. 어쨌거나 차크라를 응용해 정전기를 빼낸 지 10분 만에 이시이 씨의 친구 몸에는 다음과 같은 변화가 있었다고 한다. 사진 6은 1개월 뒤의 모습이다.

이와테 현(岩手県)에 사는 사토 도키(佐藤斗紀), 사토 교코(佐藤京子) 씨 모녀는 현 내는 물론이고 일본 전역을 돌아다니며 '남을 위한 일이 나를

사진 6 ▪▪▪ 1개월 뒤의 변화

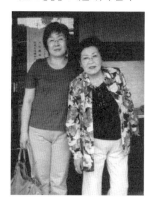
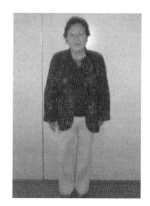

위한 일이다'라는 마음으로 사람들을 돕고 있다. 도키 씨는 학생 시절 어머니의 속을 꽤나 썩인 듯하다. 하지만 프티건강운동을 통해 남을 돕는 기쁨을 알게 되면서 삶이 완전히 달라졌고 지금은 소문난 효녀로 살고 있다.

내 회사의 종업원인 나오미(直美) 씨는 부종 해소 사례의 모델이 돼주었고[74쪽, 사진 3 참고], 발모 모델이 돼준 에히메 현(愛媛県)의 미나베 다쓰노리(三鍋達典) 씨는 부인과 함께 자신의 체험을 들려주면서 체내 정전기의 무서움과 대책을 많은 이들에게 전하고 있다[39쪽, 사진 1 참고].

난치병을 극복한 도쿄의 사카이 세쓰코(坂井節子) 씨와 나라(奈良)의 니시쓰지 사치코(西辻幸子) 씨도 자신에게 덤으로 주어진 생명을 원없이 써보겠다며 전국을 돌고 있다.

기후(岐阜)의 미즈노 히토시(水野均) 씨는 젊었을 때부터 버거병(Buerger's disease. 폐쇄성 혈관혈전염으로 사지의 동맥이 막히는 질병. 원인불명의 난치병으로 지정돼 있다)으로 우반신의 신경에 이상이 생겨 항상 허리가 불편했다. 아들도 잠잘 때면 후두부가 저리다고 호소했다. 병을 치료해준 일을 계기로 내 이론을 공부하겠다며 찾아왔고, 자신에게 주어진 사명을 다하기 위해 암중모색 중이다.

나는 그들에게 항상 말한다.

"어려울 때는 내게 도움을 청해라. 급할 때는 내 이름을 불러라(물론 될 일이 있고 안 될 일이 있긴 하지만)."

아버지께서 늘 하시던 말씀을 거의 그대로 갖다 쓰고 있지만, 나 역시

이 말이 100% 진심이며 거짓이나 과장, 허위는 없다.

"이런 식으로 고통받는 사람이 있는데 제 힘만으로는 부족합니다. 도와주세요"라며 그들이 요청을 해올 때가 있다. 나는 아무리 바쁘더라도 아무리 멀리 있더라도 당장 달려가서 무보수로 내가 할 수 있는 모든 처치와 조언을 한 뒤 미련 없이 돌아온다. 마치 수퍼맨 같다며 과분한 칭찬을 해주시는 분들도 많다. 고생한다는 말도 듣지만, 이 일은 내가 이 세상에 태어난 이유이자 사명이라고 확신하고 있으며, 나를 신뢰해주는 사람들에 대한 당연한 도리라고 생각한다.

내 아버지가 안 계셨더라면 나는 아마도 일본 내 최고 대학을 나와서 사회에서 높은 평가를 받는 우수한 인재는 됐을망정, 만사를 제쳐두고서라도 타인을 돕고 싶다는 마음과 그들을 위해 노력하는 에너지는 기르지 못했을 것이다. 나는 내 인생에 만점을 주고 싶은데, 그마저도 아버지의 덕분이라고 감사하고 있다.

'사인칭말'로 회복의 기운을
복돋운다

⚡

내 인생철학은 '사인칭말'이다.

사 : 사랑받고 싶어 하고

인 : 인정받고 싶어 하고

칭 : 칭찬받고 싶어 하고

말 : (그 사실을) 말로 확인받고 싶어 한다

사람은 누구나 '사인칭말'의 욕구를 가지고 있다고 생각한다. 나는 대학을 졸업한 이후로 '사인칭말'을 아버지에게서 얻고자 부단히 노력했다. 아버지의 사랑과 인정, 칭찬을 받고 싶었고, 아버지의 자랑거리가 되고 싶었다. 그런 마음으로 쭉 노력하며 살아왔다. 그래서 "네가 있어 든든하구나"라고 말로 확실하게 표현해주시면 정말 기뻤다.

'사인칭말'이 충족되면 사람은 행복해진다. 그러니 남의 기운을 북돋우려면 '사인칭말'을 충족시키며 다가가면 된다. 현재의 의료는 기술은 확실히 진보했지만 '사인칭말'이 부족하다는 생각이 든다. '환자를 사랑합니까? 환자를 인정합니까? 환자를 칭찬합니까? 그 마음을 환자에게 말로 전달합니까?' 이런 질문을 받았을 때 "그렇다"라고 자신있게 대답할 수 있는 의사나 의료기관이 과연 몇이나 될까.

의사나 의료기관에 기대할 수 없다면 가족이나 친구가 환자에게 '사인칭말'을 충족시켜줄 필요가 있다. 가족이나 친구 중에 환자가 있다면 그를 사랑하고 인정하고 칭찬했는지, 그 마음을 말로서 표현했는지 한번 돌아보자. '사인칭말'로 환자를 대한다면, 응급처치가 필요한 상황만 아니라면, 아무런 치료를 하지 않아도 환자는 회복된다고 나는 믿는다.

자기 자신이 아플 때는 어떡하면 좋을까? 의사나 가족을 통해 '사인칭말'을 충족하고 싶어도 좀처럼 안 되는 경우가 많다. 그럴 때는 나부터 먼저 주변 사람들에게 '사인칭말'을 실천한다. 그러면 주변 사람들의 기분이 좋아져서 결국에는 '사인칭말'을 되돌려받게 된다.

'사인칭말'의 선순환이 이루어졌을 때 병은 극적으로 호전되기 마련이다. 나는 많은 이들이 자신의 사명에 관해 고민하고, '사인칭말'도 실천하면서 체내 정전기를 빼내는 생활을 했으면 한다.

의미 있는 인생이란
무엇인가

⚡

세상에는 수많은 치료법이 있다. '이렇게 했더니 좋아졌다', '저렇게 했더니 나아졌다'는 말도 들린다. 하지만 방법론만 앞세우면 좋은 결과가 나오기 힘들고, 병이 나았어도 삶은 여전히 행복하지 않은 사태도 벌어진다. 무슨 일을 하든 철학이 필요하다. 이 때의 철학은, '생로병사는 불가피한 일'임을 자각하고 '자신이 무엇을 위해 태어나 무엇을 위해 살며 무엇을 위해 죽을 것인가'를 추구하는 가운데서 얻어진다. 인생의 미학이란 바로 이런 것이 아니겠는가.

누군가 당신에게 행복한 인생과 의미 있는 인생 중 어느 쪽을 선택하겠느냐고 물었다 치자. 이 둘은 전혀 다른 인생이며, 둘 다 가질 수 없다는 사실을 깨달은 사람은 많지 않다. 행복한 인생을 바란다면 대답은 지극히 간단하다. 순수하게 '현재'만을 살며 '무조건 행복 우선'만을 반복하면 된다. 지나간 일을 돌아보거나 앞일을 걱정해서는 안 된다. 불행의 씨앗을 발견하게 되기 때문이다.

하지만 의미 있는 인생을 바란다면 과거의 일에 괴로워하고, 미래를 고뇌하고, 창조 가능한 밝은 미래를 내 손으로 잡으려는 노력을 해야 한다. 사람에게 가장 필요한 것은 희망이며 불필요한 것은 공포이다. 하지만 살아 있는 모든 생명은 생에 대한 집착을 버리기 어렵고, 그런 까닭에 백팔번뇌가 따라온다. 죽음에 대한 공포, 생에 대한 공포, 아픔에 대한 공포, 가족 붕괴에 대한 공포, 미래에 대한 공포 등에서 벗어나지 못하기에 길잡이로 삼을 다양한 관점에서의 가르침, 즉 신앙의 길이 생겨나지 않았나 싶다.

2006년 12월 2일 새벽 1시 7분에 '휠체어 위의 물리학자'로 유명한 스티븐 호킹 박사는 '인류는 미래에 다른 태양계의 혹성으로 이주해야 한다'고 발표했다. 그의 계산이 맞는다면 인류 멸망은 반드시 오며 윤회는 없다는 뜻이 된다. 하지만 자신이 살아온 모습을 돌아본다면 윤회를 바라는 사람이 더 많지 않을까? 윤회가 없다면 지금 이 상태에서 미래영겁, 천국, 지옥, 서방극락정토, 신 그리고 무(無), 공(空), 제로 등이 결정되지만 윤회가 있다면 이승의 잘못을 내세에서 바로잡을 수 있다.

과연 윤회는 있을까, 없을까? 어느 쪽이든 나는 지금 주어진 생명력을 몽땅 쓴 다음에 저승으로 떠나고 싶다. 그중 하나가 현대의학의 15가지 맹점을 세상에 널리 알리는 것이다.

- '체내 정전기·뇌로부터의 명령은 100㎷에 불과해 바람에도 영향을 받는다'라는 점을 중시하지 않는다.
- '만성 근육 피로'를 중시하지 않는다.
- 근육의 위치에 이상이 생기는 것은 '근육이 동측성 신근반사(직접신근반사)를 한다'는 의미임을 중시하지 않는다.
- '뇌 내 부종은 정맥강(venous groove)에 의존하며 교합에 의해 폐색, 개폐된다' 라는 점을 중시하지 않는다.
- '체간 중력축과 뇌척수액 순환이 관련 있다'는 점을 중시하지 않는다.
- '비하중증후군[61]에 걸리기 쉽다' 는 점을 중시하지 않는다.
- '치골 자이로(gyro)[62]와 미골 피스톤[63]'을 중시하지 않는다.
- '천장관절[64]은 움직인다' 는 점을 중시하지 않는다.
- '호흡과 심장은 연동한다' 는 점을 중시하지 않는다.

---

61) 비하중증후군(非荷重症候群) : 평소의 보행 부족, 불량한 자세(높은 베개, 팔을 베고 모로 자는 습관, 양반다리) 등의 나쁜 습관이 원인이 되어 비하중(천장관절이 체간중력축에서 벗어나 비틀린 상태)이 만성화하면 세포 수준에서 기능 이상을 일으켜 어깨결림이나 다양한 내장질환을 야기할 때가 있는데, 이를 비하중증후군이라고 한다.

62) 치골 자이로(gyro) : '치골은 몸의 중심축으로, 이것이 비뚤어지면 몸 전체가 비뚤어진다' 는 의미

63) 미골 피스톤 : '미골'은 우리 몸에서 마치 피스톤처럼 완충과 지지 역할을 하는 중요한 중심'이라는 의미

64) 천장관절(薦腸關節) : 엉치뼈[천골(薦骨)]와 엉덩뼈[장골(腸骨)] 사이에 있는 관절로 엉치엉덩관절이라고도 한다. 몸통과 다리 사이를 연결하는 윤활 관절이지만 '운동이 일어나지 않는다'고 알려져 있다.

- '배꼽은 흔적만 남았을 뿐 호흡과 배설을 관장하는 기구를 상실했다'는 점을 중시하지 않는다.
- '입호흡은 만병의 근원'이란 점을 중시하지 않는다.
- '흉선[65]은 부활한다'는 점을 중시하지 않는다.
- '견인치료는 독, 가압치료는 약'이란 점을 중시하지 않는다.
- '자석은 약도 되고 독도 된다'라는 점을 중시하지 않는다.
- '물'을 중시하지 않는다.

술자리를 마칠 무렵 K에게 물었다.

"건강하고 행복하게 살 수 있다면 가장 좋겠지만, 건강하지만 불행한 삶과 병들었지만 행복한 삶이 있다면 어느 쪽이 좋을까?"

"……."

"대답하지 않아도 돼. 혼자서 생각해봐."

독자 여러분도 스스로에게 물어보기 바란다. 판단하는 데 도움이 되라고 내가 서른 살에 읽은 <내 인생>이란 시를 소개한다.

---

65) 흉선 : 척추동물의 내분비선의 하나로 림프구를 만들어 면역력을 주고 림프조직을 활성화시킨다. 신생아 때부터 발달해 사춘기에 정점에 달했다가 그 이후부터는 퇴화한다.

내 인생

고마운지고

내 인생 최고의 특권 중 하나는

생을 받았을 때 죽음도 함께 받았다는 것

하늘이 정한 시간만큼만 살면 되지

미래영겁 살 필요 있을까

미래영겁 살 방법을 찾을 필요도 없지

내 인생, 아무것도 안 하며 살다가 죽어도

이 또한 좋지 않은가

내 인생, 자신을 믿으며 살다가 죽어도

이 또한 좋지 않은가

하늘이 정한 시간만큼만 암중모색하면 되지

내 인생, 온전한 몸이 당연하다고 감사하지 않는다면

어리석기 짝이 없는 일

내 인생, 하늘에서 보면

우습기 짝이 없는 모습이어도

천동설 지동설 뒤바뀌어도

예부터 천지의 움직임은 한결같았지

내 인생, 지금 여기에 있지

고맙고도 고마운지고

지금 당장, 맨발로 흙 위를 걷자

체내 정전기에 대해 알기 쉽게 설명해달라는 K의 요청으로 시작된 강의였지만, 더 이상은 쉽게 풀어 쓰지 못할 정도로 지면이 허락하는 한 자세히 설명했다.

독자 여러분도 이제 체내 정전기에 대해서 조금은 알게 되었을 것이다. 어려운 이론은 차치하고라도, 몸속에서도 정전기가 생기고 그것이 쌓이면 체내에 벼락이 쳐서 세포를 손상시키기 때문에 질병이 생긴다는 사실은 이해했으리라 믿는다. 체내 정전기는 활성산소를 만드는 원흉이며, 복어나 전갈의 독과 맞먹는 작용을 전기적으로 일으킨다는 점을 이해했다면 내 입장에서는 대만족이다. 매일의 생활에서 사람들이 저마다 체내 정전기를 빼낼 행동을 지속한다면 질병은 확실하게 감소할 터이다.

체내 정전기 이야기, 벼락 이야기는 어디까지나 가설이다. 하지만 아무 근거도 없이 상상만으로 주장하는 가설이 아니라, 철저히 과학적인 근거를 토대로 한 주장이다. 체내에서 정전기가 발생하고 있다는 점, 그렇게 생긴 정전기가 지방이나 글리세린에 쌓인다는 점, 쌓인 정전기가 많아지면 방전되면서 벼락이 친다는 점, 그 벼락이 세포를 직격하면 다양한 문제가 발생한다는 점 등 이 모두는 현대물리학이나 의학적 측면에서 봐도 정전기를 빼고는 설명이 불가능한 모순투성이들이다.

만약 관련 전문가 중에 '이 부분은 이론적으로 말이 안 된다'고 생각하는 분이 계시다면 꼭 연락하길 바란다. 아직 갈 길이 먼 미개척 분야이기 때문이다. 다양한 사람들의 지혜와 지식을 빌려 체내 정전기의 이론과 실제를 좀 더 깊게 탐구해서 더 많은 사람들에게 알리고, 그래서 사람들에게 기쁨을 줄 수 있기를 바란다.

다소 오만한 표현도 나왔을지 모르나 으스대거나 잘난 척하려는 의도는 결코 없었다. 평소에 워낙 거침없이 말하고 제멋대로 살다 보니 그런 습관이 글에 표현됐을 뿐이니 혹시라도 불쾌한 분이 계셨다면 사죄의 말씀을 드린다.

나는 한 명이라도 더 많은 사람들이 맨발로 흙 위를 걷게 되길 진심으로 바란다. 그것이 불가능한 사람은 흙 위에 손을 얹어서 몸속에 쌓인 정전기를 빼자. 그런 광경을 여기저기서 볼 수 있기를 기원한다.

이 책을 계기로 많은 이들이 건강을 유지하고 활력을 되찾아서 종국에는 더 나은 죽음을 맞이할 수 있다면 내게도 더할 나위 없는 행복일 것이다.

이 책이 세상에 나오기까지 도움을 주신 모든 분들과 내가 제창하는 프티건강운동을 지지해주신 모든 분들께 감사의 마음을 전한다.

호리 야스노리

내 인생의 행운, '체내 정전기' 이론

오랫동안 한국을 비롯한 아시아 각국의 중소 전자제품 · 부품 공장으로부터 제품을 개발하고 생산해서 일본의 대기업으로 수출을 하는, 이른바 '상사 맨'으로서의 생활을 10여 년간 하면서 나는 많은 병을 얻었다. 술로 인한 간경화는 물론이고 작은 암세포들이 자꾸 발견되었고, 그 때마다 암 제거 수술을 거듭했음에도(총 10여 회의 암 제거 수술을 받았다) 완치가 되지 않았다.

나는 수술을 해도 자꾸만 암세포가 생기는 이유가 무엇인지, 현대의술로 완치가 되지 않는 까닭은 무엇인지에 대해 의구심을 품다가 자연치유력과 면역에 깊은 관심과 흥미를 느끼고 통합의학 대학원에 진학을 하게 되었다.

대학원 생활에서 가장 뜻 깊었던 일은 세계적 면역학자 아보 도오루 교수를 만난 것이다. 원래 아보 교수를 주변 사람의 지인으로만 알고 있었는데, 면역 이론을 공부하다 보니 면역학에서의 아보 교수의 권위가 대단하다는 사실을 알고는 깜짝 놀랐다. 그래서 아보 교수를 한국으로 초빙해 선문

대학교와 고려대학교에서 면역에 관한 강의를 하시도록 주선했고, 지난 여름엔 학생들과 현역 의사, 의대 교수님을 모시고 아보 교수가 계시는 니가타 대학에서 공부를 하면서 통합의학의 근본이라고 할 수 있는 면역과 인체의 오묘한 힘을 배우게 되었다.

아보 교수 이후로 내게 신성한 충격을 준 것이 바로 이 책이다. 니가타 대학에서 공부를 하고 있을 즈음에 어느 교수님으로부터 일본어로 된 이 책을 건네받게 되었다. '체내 정전기'로 시작되는 책 제목을 본 순간 문득 떠오른 것이 겨울철이면 손 끝에서 일어나는 정전기였다.

'체내에서 정전기가 일어난다고?'

호기심으로 책을 읽기 시작했지만 점점 새로운 발상과 새로운 이론에 충격을 받았다. 저자인 호리 박사의 주장은 설득력이 있었고, 합리적이기도 했다. 호리 박사의 말처럼 질병의 원인이 체내 정전기 때문만은 아니지만, 체내 정전기가 질병을 일으키는 많은 원인 중 큰 비중을 차지하는 원인임을 충분히 이해할 수 있었다.

저자인 호리 박사에게 이메일을 보내고 만나기를 청한 끝에 그를 일본에서 만날 수 있었다. 호리 박사의 첫인상은 강렬했다. 깔끔하고 세련된, 한눈에 멋을 아는 신사 분인데 열 손가락에 이상한 반지를 끼고 있었다. 무엇이냐고 물으니 몸속의 정전기를 빼주고 혈행을 도와주는 반지라고 하였다. 그는 나와 함께 간 학생들에게 짧은 시간이나마 인상 깊은 강의를 해주었고 직접 턱관절 교정술도 해주었다.

호리 박사는 이미 일본에서 방송도 많이 타고 꽤 알려진 분이다. 살면서 이렇게 새로운 발상과 끊임없는 노력, 왕성한 혈기로 연구와 개발에 힘쓰는 분을 만나게 된 것이 행운으로 느껴졌다.

한국에 돌아온 뒤 나는 당시 일하고 있던 병원의 환자들을 대상으로 몸속에 쌓인 정전기를 빼내는 법을 알려주고 실천해보도록 권했다. 이 책 속의 미네랄 요법도 해보도록 하였다.

그중에는 38년간이나 앓아온 아토피 때문에 결혼은 엄두도 못 내고 죽고만 싶다던 여성이 있었는데, 이제 그녀는 아토피에서 거의 벗어나 맞선을 보고 곧 결혼을 앞두고 있다. 끈적이던 진물도 이젠 나지 않고, 갈라지던 손과 발의 피부도 거의 아물고 새살이 돋고 있어 얼굴만 보면 아토피 환자인지 전혀 알 수 없다.

그녀는 언제나 내게 감사하다고 말한다. 지금도 비가 오는 날이면 맨발로 산책을 한다는 그녀를 보면 '체내 정전기 이론'을 신뢰한 것이 참 잘한 일이구나 싶다. 더불어 이 좋은 건강 이론을 많은 사람들에게 알리고 싶어진다. 우리 몸속에도 정전기라는 것이 있고, 그것이 차곡차곡 쌓여 병이 나고 통증에 시달리는 것인지 모른다고 말이다.

2013년에는 호리 박사와 아보 교수의 공동 저작물이 일본에서 나온다고 한다. 건강학계의 두 거장이 만났으니 어떤 내용일지 기대가 된다.

마지막으로, 짧은 지식과 어휘력으로 힘들게 번역한 것을 정리하고 다듬는 데 힘써주신 전나무숲 식구들에게 감사를 드린다.

김서연

옮긴이 _ 김서연

1983년에 히메지도쿄대학 일본어과에 입학했다. 1985년에 류코쿠대학 경제학과에 편입, 1987년에 졸업했다. 한국에서 일본어강사 생활을 하다가 무역업체에 입사, 10여 년간 한국을 비롯한 아시아 각국의 중소 전자제품·부품 공장으로부터 제품을 개발하고 생산해서 일본의 대기업으로 수출을 하는 일을 했다.

하지만 간경화는 물론이고 작은 암세포들이 자꾸 발견되는 등 건강이 악화되어 총 10여 회의 암 제거 수술을 받았으나 완치되지 않았다. 현대의술로 암이 완치되지 않는 까닭에 의문을 품은 그는 자연치유력과 면역에 깊은 관심과 흥미를 느끼고 2010년에 선문대학교 통합의학 대학원에 진학, 2012년에 수료했다.

현재는 좋은 건강 정보를 한국어로 옮기는 일을 하고 있다.

모든 병은 몸속 정전기가 원인이다

초판 1쇄 발행 | 2013년 1월 17일
초판 9쇄 발행 | 2024년 9월 10일

지은이 　 | 　호리 야스노리
옮긴이 　 | 　김서연
펴낸이 　 | 　강효림

편　집 　 | 　곽도경
디자인 　 | 　채지연

종　이 　 | 　한서지업㈜
인　쇄 　 | 　한영문화사

펴낸곳 | 　도서출판 전나무숲 檜林
출판등록 | 　1994년 7월 15일 · 제10-1008호
주　소 　 | 　10544 경기도 고양시 덕양구 으뜸로 130
　　　　　　　위프라임트윈타워 810호
전　화 　 | 　02-322-7128
팩　스 　 | 　02-325-0944
홈페이지 | 　www.firforest.co.kr
이메일 　 | 　forest@firforest.co.kr

ISBN | 　978-89-97484-15-7 (13510)

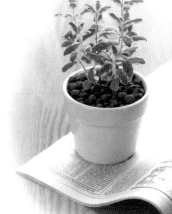

전나무숲 건강편지를
매일 아침, e-mail로 만나세요!

전나무숲 건강편지는 매일 아침 유익한 건강 정보를 담아 회원들의 이메일로
배달됩니다. 매일 아침 30초 투자로 하루의 건강 비타민을 톡톡히 챙기세요.
도서출판 전나무숲의 네이버 블로그에는 전나무숲 건강편지 전편이 차곡차곡
정리되어 있어 언제든 필요한 내용을 찾아볼 수 있습니다.

http://blog.naver.com/firforest

 '전나무숲 건강편지'를 메일로 받는 방법 forest@firforest.co.kr로 이름과 이메일 주소를
보내주세요. 다음 날부터 매일 아침 건강편지가 배달됩니다.

유익한 건강 정보,
이젠 쉽고 재미있게 읽으세요!

도서출판 전나무숲의 티스토리에서는 스토리텔링 방식으로 건강 정보를 제공
합니다. 누구나 쉽고 재미있게 읽을 수 있도록 구성해, 읽다 보면 자연스럽게
소중한 건강 정보를 얻을 수 있습니다.

http://firforest.tistory.com

 스마트폰으로 전나무숲을 만나는 방법

전나무숲
www.firforest.co.kr / e-mail_forestfirforest.co.kr

네이버 블로그

다음 티스토리